Islien Trejo Medina
Jypsys de la Caridad Cabrera Evin
Maria de los Angeles Madrigal Castro

Morfometrîa del núcleo celular en el cáncer de pulmón.

Islien Trejo Medina
Jypsys de la Caridad Cabrera Evin
Maria de los Angeles Madrigal Castro

Morfometrîa del núcleo celular en el cáncer de pulmón.

Características histologícas del núcleo celular en cáncer de pulmón.

Editorial Académica Española

Imprint

Any brand names and product names mentioned in this book are subject to trademark, brand or patent protection and are trademarks or registered trademarks of their respective holders. The use of brand names, product names, common names, trade names, product descriptions etc. even without a particular marking in this work is in no way to be construed to mean that such names may be regarded as unrestricted in respect of trademark and brand protection legislation and could thus be used by anyone.

Cover image: www.ingimage.com

Publisher:
Editorial Académica Española
is a trademark of
Dodo Books Indian Ocean Ltd. and OmniScriptum S.R.L publishing group

120 High Road, East Finchley, London, N2 9ED, United Kingdom
Str. Armeneasca 28/1, office 1, Chisinau MD-2012, Republic of Moldova, Europe
Printed at: see last page
ISBN: 978-613-9-43686-6

"Morfometría del núcleo celular en el cáncer pulmonar"

Autora: - Dra. Izlien Trejo Medina.

Especialista de I Grado en Medicina General Integral.

Residente III de Histología.

- Dr. Raúl López Pérez.

Especialista de I Grado en Medicina General Integral.

Especialista de I Grado en Histología. Profesor Asistente.

- Dra. Jypsys de la Caridad Cabrera Evin.

Especialista de I Grado en Medicina General Integral.

Especialista de I Grado de Histología.

- Dra. Mirelis Pazo Rodríguez.

Especialista de I Grado en Medicina General Integral.

Especialista de I Grado de Histología.

- Licenciada María de los Ángeles Madrigal Castro.

Especialista en Docencia y Psicopedagogía.

Resumen

A lo largo de la Historia el hombre siempre ha buscado resolver preguntas para entender su propio entorno. La graduación objetiva de las neoplasias es una necesidad cada vez más evidente. El cáncer de pulmón es la principal causa de muerte por cáncer en todo el mundo. La aplicación de la morfometría computarizada es una solución que aporta objetividad y reproducibilidad al diagnóstico.

Objetivo: Caracterizar morfométricamente el núcleo de las células del parénquima pulmonar en los diferentes tipos histológicos de carcinoma del pulmón.

Diseño metodológico: Se realizó una investigación de desarrollo, observacional, descriptiva, de corte trasversal, en el Hospital Clínico Quirúrgico Docente "Arnaldo Millián Castro" de Santa Clara - Villa Clara, en el período comprendido de noviembre de 2018 a septiembre de 2022.

Resultados: Se estudiaron 49 láminas de BAAF de pulmón, con diagnósticos de adenocarcinoma (18), cáncer de células grandes (6) y carcinoma escamoso (25). El área nuclear tomó valores entre 5.75 y 103.99µm2, el perímetro nuclear entre 9.04 y 40.70µm, el diámetro nuclear mayor entre 3.25 y 19.16µm, el menor entre 1.01 y 11.49µm, la circularidad entre 0.54 y 1.00 y el volumen nuclear entre 7.01 y 794.25µm^3.

Conclusiones: Las variables morfométricas estudiadas presentaron una amplia variabilidad entre los distintos diagnósticos histológicos. Existieron diferencias significativas en la distribución de las variables morfométricas según el tipo de diagnóstico histológico, excepto para la circularidad.

Recomendaciones: Aplicar la metodología del presente estudio para realizar investigaciones de otras patologías neoplásicas.

Palabras clave: morfometría, BAAF, cáncer de pulmón.

Índice

Introducción

A lo largo de la Historia el hombre siempre ha buscado resolver preguntas para entender su propio entorno, y a medida que la ciencia avanza paso a paso se esclarecen estas incógnitas. Apoyándose en los avances tecnológicos, desde el invento del primer microscopio y su posterior evolución tecnológica que cada día permite el estudio de nuevas estructuras, enriqueciendo el conocimiento y entendimiento de la Histología, siendo esta un complemento multidisciplinario de otras asignaturas como la Anatomía, Embriología, Patología y Fisiopatología.[1]

El diagnóstico visual tradicional es el pilar fundamental que sustenta la práctica cotidiana del laboratorio de Anatomía Patológica. Basado en el criterio del especialista y en el grado de experiencia personal, lleva una carga subjetiva que se apoya fuertemente en la expectación generada a partir de los datos del paciente resultando difícil estandarizar los criterios diagnósticos. Pero además, presenta inconvenientes de tipo objetivo dados por las limitaciones del ojo humano entre las cuales se encuentran: la pobre discriminación de colores, difícil percepción de pequeñas diferencias de tamaño e ineficiente reconocimiento de diferencias de distribución y textura.[2]

La aplicación de la morfometría computarizada es una solución que aporta objetividad y reproducibilidad al diagnóstico, además de que se trabaja con rapidez, precisión y comodidad.[2, 3] Esta es una técnica sencilla que permite corroborar o no si la interpretación morfológica subjetiva y la graduación obtenida han sido correctas.[4]

La morfometría nuclear se ha incentivado en los últimos tiempos debido a la subjetividad del grado histológico provocada por la variabilidad entre observadores y la falta de uniformidad en la correlación entre los diferentes sistemas de gradación.[5]

La graduación objetiva de las neoplasias es una necesidad cada vez más evidente, relacionada con el adecuado diagnóstico y tratamiento de los pacientes, a fin de reducir las frecuentes discordancias interobservadores en la graduación de algunos tumores sólidos y obtener la reproducibilidad de los sistemas de graduación.[4, 6]

Los trabajos sobre la implementación de técnicas de morfometría aplicadas a las enfermedades neoplásicas se han basado en la medición de determinados parámetros específicos del núcleo celular tales como área nuclear, diámetro nuclear, perímetro y el grado de circularidad o pleomorfismo de este componente celular, entre otros. El estudio de dichos parámetros, ya ha rebasado la experimentación y ha permitido obtener medidas cuantitativas que han sido analizadas como factores pronósticos en enfermedades neoplásicas.[5, 7, 8]

Se habla de cáncer cuando existe una proliferación incontrolada e inadecuada de células que morfológica y funcionalmente son inmaduras y aberrantes, y que pueden invadir los tejidos normales adyacentes y diseminarse a distancia.[9]

Según la Agencia Internacional para la Investigación del Cáncer (IARC) - subdivisión de la OMS, para el año 2020 en el mundo, se estimaron alrededor de 19 292 789 de casos nuevos de cáncer, una prevalencia de cáncer en 50 550 287 pacientes y una mortalidad con cifras alrededor de los 9 958 133 defunciones.[10]

Hasta 1791, el cáncer de pulmón no era considerado un padecimiento de importancia, pero en 1819 comenzaron a publicarse las características de esta enfermedad, que para entonces resultaba difícil distinguir de la tuberculosis.[11, 12]

En ese orden de ideas, se denomina como cáncer de pulmón a un conjunto de enfermedades resultantes del crecimiento anormal de células del tracto respiratorio, en particular del tejido pulmonar, y es uno de los tipos de neoplasias malignas más frecuentes a nivel mundial.[9, 11]

El cáncer de pulmón es la principal causa de muerte por cáncer en todo el mundo, tanto en hombres como mujeres.[10, 13, 14, 15, 16, 17, 18] Su incidencia se incrementa un 0.5% anualmente.[19] Afecta sobre todo a personas entre los 60 y 65 años de edad como promedio y menos del 15% de los casos son menores de 30 años.[20] Supera la suma de las muertes por cáncer de colon, próstata y mama. En el momento del diagnóstico más de 40% de los pacientes padecen una enfermedad localmente avanzada, en la que las posibilidades de curación son escasas y la supervivencia a los 5 años es de apenas 15%.[9, 21]

El factor de riesgo más importante para el cáncer de pulmón es el consumo de tabaco. Se estableció de manera definitiva que el consumo de cigarrillos es la causa principal del cáncer de pulmón a partir de datos epidemiológicos y experimentales de estudios preclínicos con animales. Este nexo causal se conoce de manera generalizada desde la década de 1960.[22, 23] Para los fumadores, el riesgo de cáncer de pulmón es en promedio 10 veces más alto que para las personas que nunca fumaron o personas que fumaron <100 cigarrillos durante toda la vida. El riesgo aumenta con la cantidad de cigarrillos, la duración del tabaquismo y la edad de inicio.[24, 25]

El número de casos nuevos de cáncer de pulmón fue de 2 206 771 casos (11.4%), resultando el segundo más frecuente ese año y su prevalencia fue de unos 2 604 791 casos (5.2%), según la IARC. En el 2020 número estimado de defunciones por cáncer de pulmón fue de 1 796 144, siendo el de mayor mortalidad y representando el 18% de las causas de muerte por cáncer.[10] La Organización Mundial de la salud prevé que para el 2030 lo presentarán 17 millones de habitantes en el planeta.[26]

Según la IARC, las mayores tasas de incidencia de cáncer de pulmón correspondieron a Norte América con una tasa cruda de 68.7 casos por cada 100 000 habitantes, Europa con 63.8 casos por cada 100 000 habitantes y Oceanía con 39.8 casos por cada 100 000 habitantes. La tasa cruda de América Latina y el Caribe resulta ser la segunda más baja, con unos 14.9 casos por cada 100 000 habitantes. En cuanto a la prevalencia, las regiones mencionadas ocupan el mismo orden, con tasas crudas estandarizadas por edad de 89.0, 77.8 y 50.8 casos por cada 100 000 habitantes respectivamente. En cuando a la mortalidad se muestra mayor hacia la región de Europa, con una tasa cruda de 51.3 por cada 100 000 habitantes, seguida de Norte América con una tasa de 43.3 por cada 100 000 habitantes, y una tasa menor hacia la región de Oceanía donde fue de 28.1 por cada 100 000 habitantes.[27]

Hay dos tipos principales de cáncer de pulmón que se tratan de maneras muy diferentes: el cáncer de células no pequeñas o no microcítico (CPCNP), que representa alrededor del 80 al 85% de los cánceres de pulmón, y el cáncer de pulmón de células pequeñas o microcítico (CPCP) que representa alrededor del 10 al 15% de todos los cánceres de pulmón.[12, 26, 28, 29, 30]

El 15% de los pacientes con CPCNP se diagnostican en estadios tempranos y presentan una supervivencia mayor del 50% a los cinco años, pero cuando se determina la supervivencia global involucrando todas las etapas esta es de 18%. Esto se debe a que más del 70% se diagnostican en estadios avanzados: etapa IIIB (enfermedad avanzada loco-regional) o etapa IV (enfermedad metastásica), cuando ya no existen opciones para el tratamiento curativo, por lo que los pronósticos son peores, con una esperanza de vida promedio de aproximadamente 8 meses. La dificultad en el diagnóstico radica en que los síntomas suelen ser tardíos. El índice de curabilidad es bajo y cerca del 90% de los pacientes mueren antes de los cinco años.[15, 18, 25, 26]

En el cáncer de pulmón los resultados del tratamiento estándar son precarios, excepto para los pacientes con tumores más localizados. Todos los pacientes recién diagnosticados con cáncer de pulmón de células no pequeñas son evaluables para participar en ensayos clínicos con nuevas formas de tratamiento. La cirugía es la principal opción terapéutica potencialmente curativa para esta enfermedad.[31]

Los tres principales subtipos histológicos del CPCNP son el adenocarcinoma, el cáncer de células grandes y el carcinoma escamoso.[32]

En cáncer pulmonar ha habido una serie de cambios epidemiológicos en las últimas décadas. Ha disminuido la frecuencia de carcinomas fuertemente asociados al tabaco (carcinoma escamoso y carcinoma de células pequeñas), y se han incrementado los adenocarcinomas no asociados a este elemento nocivo, de forma importante, en la población femenina, lo que está ligado con mutaciones genéticas descubiertas en los últimos años.[21, 33] Desde el punto de vista topográfico predomina la localización en el pulmón derecho (relación 6:4) y en los lóbulos superiores y, dentro de estos, en el segmento anterior.[21]

El adenocarcinoma que representa alrededor del 40% de todos los cánceres de pulmón son adenocarcinomas. Estos tumores surgen en las células productoras de moco que recubren las vías respiratorias.[29, 32]

El carcinoma de células escamosas (CCE) que representa aproximadamente de un 25 - 30% de todos los cánceres de pulmón. Este tipo de cáncer se desarrolla en las células que recubren las vías respiratorias y generalmente es causado por el tabaquismo.[29, 32]

El carcinoma (indiferenciado) de células grandes, que representa aproximadamente del 10 - 15% de todos los cánceres de pulmón. Recibe su nombre por el aspecto que presentan las células cancerosas cuando se examinan bajo un microscopio.[29, 32]

Las tasas de incidencia del cáncer de pulmón son mayores en los países más desarrollados que en los países menos desarrollados; estas diferencias reflejan en gran medida las diferencias en la fase y el grado de la epidemia de tabaquismo.[32]

En la región de Latinoamérica y el Caribe, la mayor tasa de incidencia estandarizada por edades se encuentra en Cuba, donde fue de 59.1 por cada 100 000 habitantes durante el año 2020, seguido de Uruguay y Argentina. También en Cuba se encontró la mayor prevalencia, de 63.7 por cada 100 000 habitantes y la mayor tasa de mortalidad que resultó ser de 54.5 por cada 100 000 habitantes.[34]

En el 2006 se creó en el Ministerio de Salud Pública de Cuba una nueva estructura organizativa denominada Unidad Nacional para el Control del Cáncer, que a partir del 2010 se nombró Sección Independiente de Control del Cáncer (SICC), como expresión de la voluntad política del Gobierno, para lograr el impacto esperado a escala poblacional de reducir la incidencia y mortalidad por esta causa.[35]

En Cuba, el progresivo envejecimiento poblacional, que ha tenido lugar, así como el alto índice de consumo de tabaco como, factor de riesgo principal, ha provocado un incremento en la aparición del cáncer y en particular del CP. El porcentaje de personas con 60 o más años de edad se elevó de 9.1% en el año 1970 a 20.1% en el 2017.[17]

Según el Anuario Estadístico de Salud de Cuba (2021), los tumores malignos representan la segunda causa de muerte en la isla y se observa en la incidencia una tendencia creciente en ambos sexos.[8, 21, 36, 37] Ocurriendo un total de 26 056 defunciones y una tasa bruta de 232.6 por cada 100 000 habitantes durante el 2020. Las tasas más elevadas, de incidencia de cáncer en hombres, corresponden al cáncer de piel, próstata, bronquios y pulmón, labio, cavidad bucal y faringe, colon, laringe, vejiga urinaria, esófago, linfomas y estómago; en las mujeres, piel, mama, bronquios y pulmón, colon, cuello uterino, cuerpo uterino, ovario, linfomas, glándula tiroides, y labio, cavidad bucal y faringe.[8, 36] La incidencia anual fue de cáncer de localización en los bronquios y pulmón fue de 3 769 hombres (67.5%) y 2 161 mujeres (32.5%).[25, 36] La mortalidad por tumores malignos de tráquea, bronquios y pulmón tuvieron una tasa global de 49.8 por cada 100 000 habitantes durante el 2020, con un total de 5 580 defunciones, mientras que para el sexo masculino la misma fue de 61.6 por cada 100 000 habitantes (3 433 defunciones) y para el sexo femenino fue de 38.1 por cada 100 000 habitantes (2 147 defunciones), con una razón de 1.6 (M / F).[36] En Cuba el cáncer de pulmón representa la primera causa de mortalidad por cáncer, predominan los tumores de células no pequeñas, donde solo un 20% de ellos se detectan en estadios tempranos (I y II) de la enfermedad y el 80% en estadios avanzados (III y IV). Es la primera causa de muerte por cáncer para todos los grupos de edades, representa el 21.4% del total de defunciones por tumores malignos en el país y es la primera causa de pérdida potencial de años de vida.[3, 19, 23, 25, 36] Según estudios de pronóstico, se mantendrá para el 2030.[25]

En la provincia de Villa Clara, los tumores malignos también constituyeron la segunda causa de muerte, con un acumulado de 1 794 defunciones y una tasa bruta de 230.7 por cada 100 000 habitantes durante el 2020. Al comparar estos datos con lo del año anterior (2019), en que ocurrieron unas 1 696 defunciones, lo cual representó una tasa de 218.2 casos por cada 100 000 habitantes; se puede constatar un aumento en la tasa de mortalidad por cáncer.[36, 38]

Justificación y fundamentación teórica

El cáncer de pulmón es la principal causa de muerte por cáncer en todo el mundo, tanto en hombres como mujeres. En Cuba, representando el 21.4% del total de todas las causas de muerte por cáncer. Y a su vez tanto en Cuba como en la provincia de Villa Clara, los tumores malignos también constituyeron la segunda causa de muerte. La aplicación de la morfometría computarizada en el diagnóstico de enfermedades neoplásicas es una solución que aporta objetividad y reproducibilidad al diagnóstico, además de aportar rapidez, precisión y comodidad. No existen estudios morfométricos actualizados que aborden esta temática en Cuba y la provincia de Villa Clara. Todo lo antes mencionado motivó a la investigadora para realizar el presente estudio morfométrico en Villa Clara, durante el período de noviembre de 2018 a septiembre de 2022.

Problema científico

¿Cuáles serán las características morfométricas del núcleo de las células del parénquima pulmonar, en pacientes diagnosticados con los subtipos de CPCNP durante el período comprendido de enero del 2019 a diciembre de 2021?

Objetivos

General:

- Caracterizar morfométricamente el núcleo de las células del parénquima pulmonar en los diferentes tipos histológicos de carcinoma del pulmón.

Específicos:

1- Describir las variables morfométricas del núcleo de las células pulmonares estudiadas.
2- Relacionar las variables morfométricas del núcleo en las células del adenocarcinoma, del cáncer de células grandes y el carcinoma escamoso.
3- Determinar si existen diferencias en las variables morfométricas según tipos de diagnóstico histológico investigados.

Marco teórico

La histología es la rama de la anatomía que estudia los tejidos de animales y plantas, guardando relación directa con otras disciplinas y es esencial comprenderlas. La palabra histología se emplea como sinónimo de anatomía microscópica, ya que su materia no solo incluye la estructura microscópica de los tejidos, sino también de las células, órganos y sistemas. La Histología es una asignatura básica y de suma importancia para el estudio y comprensión de las áreas de la salud, siendo esta un complemento multidisciplinario de otras asignaturas como la Anatomía, Embriología, Patología y Fisiopatología, logrando así un aporte integral a los estudios de la medicina.[1, 39]

Los microscopios son los instrumentos más importantes para la identificación y comprensión de los principios generales y las particularidades especiales en lo que se refiere a la estructura de las células.[1]

Breve reseña histórica

Los inicios de la microscopía se remontan al año 3000 a.C., cuando aproximadamente se considera que por vez primera, se produjo el vidrio. Siendo el lente conocido más antiguo estaba hecho de cristal de roca pulido de 4 centímetros de ancho y fue encontrado en la antigua Nínive, en la legendaria Mesopotamia. Marcello Malpighi, anatomista y biólogo italiano, fue el primero en estudiar tejidos vivos al microscopio.[1]

<u>Técnica histológica</u>

Se llama Técnicas histológicas, al conjunto de pasos que se realizan para preparar un tejido y poder observarlo con el microscopio. La fijación, conservación y preservación son los pilares fundamentales para que una pieza anatómica quede semejante al órgano fresco.[1]

En el siglo XVIII las técnicas de conservación del cuerpo humano experimentaron un importante desarrollo debido principalmente a los siguientes investigadores:[1]

- Guillermo Hunter (1718-1783) utilizó el alcohol como medio de fijación y conservación.
- Pierre Dionis (1643-1718) empleó el ácido tánico con el fin de evitar el crecimiento de hongos.

- François Chaussier (1746-1828) se sirvió del sublimado o bicloruro de mercurio para evitar la putrefacción y favorecer la momificación.
- Johann Jacob Ritter (1714-1784) utilizó el arsénico.
- Karl Wilhelm Scheele (1742-1786) aplicó la glicerina para la conservación de cadáveres.[1]

Con el tiempo, el salto definitivo se dio con el descubrimiento del formaldehído (1859), por parte del científico alemán William Hoffman, a partir de ese momento se empieza a pensar en la conservación de cadáveres y piezas anatómicas con fines didácticos y académicos.[1]

Con este descubrimiento se produce una innovación en las técnicas de fijación de tejidos, tanto que hasta la fecha ha sido la base de la conservación y fijación de piezas anatómicas. En la actualidad, en las salas de disección se utiliza el formol como medio químico básico de las innumerables fórmulas de conservación de cadáveres y piezas anatómicas, asociado a otras sustancias como: la glicerina, alcohol, fenol, timol, arsénico, cloruro de sodio, cloruro de zinc, sulfato de potasio, hidrato de cloral, ácido acético, bicarbonato de sodio, por citar los más importantes. A lo anterior se añaden otras técnicas de conservación con excelentes resultados entre ellas se debe mencionar al profesor Gun ther Von Hagens con su técnica de plastinación con base en el empleo de la acetona y la silicona.[1]

Los métodos de fijación para el estudio de tejidos con colodión y parafina fueron introducidos por Klebs en 1864. Las técnicas de tinción con colorantes fueron introducidas por Gerlach en 1847 y finalmente, Paul Ehrlich, en 1886, clasificó los colorantes en acidófilos, basófilos y neutrófilos, consiguiendo así la expansión y desarrollo de la histología microscópica. Wilhelm His (1831-1904), anatomista y embriólogo suizo, introdujo el micrótomo en 1866.[1]

En 1883, J. Jacobson propuso el uso de ácido crómico para tratar las piezas que iban a ser observadas, con el objeto de endurecerlas y poder observarlas por microscopía, lo que favoreció a los estudios en histología. Esta técnica fue considerada la primera fijación histológica. Posteriormente se desarrollaron más técnicas de fijación y procedimientos de las muestras histológicas hasta que el doctor F. Blum en 1893, mientras estudiaba las propiedades antisépticas del formaldehído se dió cuenta de la capacidad de preservación tisular del mismo. Otros descubrimientos sobre las técnicas histológicas se vinieron dando paulatinamente; la parafina se usó por primera vez por Klebs, que buscaba un soporte de la pieza durante el corte, mientras que las coloraciones se fueros descubriendo lentamente por muchos científicos, entre ellos Felice Fontana, Ramon y Cajal, Weissman.[1]

<u>Métodos de Tinción</u>

Joseph Von Gerlach es considerado por algunos como el fundador de la tinción microscópica, quien tiñó con éxito cerebelo con carmín amoniacal. Estos primeros investigadores utilizaron productos químicos de laboratorio fácilmente disponibles, como dicromato de potasio, cloruro de mercurio, y el alcohol para endurecer los tejidos.[1]

- Hematoxilina: su uso se reportó por primera vez en 1863 por Wilhelm von Waldeyer.[1]

- Hematoxilina y eosina: Se reporta que fue ideado por Wissowzky en 1876, Rudolf Virchow instituyó su técnica que hasta la fecha sigue a hematoxilina & eosina en los cortes de 4 o 5 micras. En aquel tiempo se utilizaban de 6 a 10 micras con mucha dificultad, se podían observar los cortes histopatológicos y se tenían que dibujar para ilustrarlos.[1]

- Tinciones tricrómicas: Es entendible que los primeros microscopistas que utilizaron carmín y otras tinciones monocromáticas hubiesen apreciado una diferenciación por color de los tejidos que estaban estudiando. Inicialmente, se utilizaron sólo dos colores, como en el picronigrosina método introducido en 1883 y el de método de azul de metileno - eosina en 1894. La primera tinción triple reportada fue la de Gibbes en 1880. Sin embargo, una mejor conocido tinción triple era la " tinción triácido " de Ehrlich publicada en 1888 que utiliza azul de metileno, fuscina ácida, y naranja G, una tinción con la que descubrió granulación en los neutrófilos. La más popular en los tiempos actuales es la Tricrómica de Masson introducida en 1929.[1]

<u>Núcleo celular</u>

Cuando se mira una imagen de la célula, el núcleo es una de las partes más evidentes. Está en el centro de la célula, y contiene todos los cromosomas de la misma, los cuales codifican el material genético. Es por lo tanto, una parte a proteger, es realmente importante para la célula.[40, 41, 42, 43]

Normalmente aparece un solo núcleo por célula, la forma nuclear suele ser redondeada y adaptada a la forma celular, consta de dos componentes que se pueden distinguir morfológicamente (envoltura nuclear y nucleoplasma), su diámetro promedio es de unos 5 micrómetros (μm) y su localización habitual es en el centro de la célula.[41, 42, 43, 44]

Fue el primer orgánulo en ser descubierto (1719). Probablemente, el dibujo más antiguo que se conserva de este orgánulo se remonta a uno de los primeros microscopistas, Anton van Leeuwenhoek (1632-1723). Este investigador observó un hueco o "lumen", el núcleo, en eritrocitos de salmón. Al contrario que los eritrocitos de mamífero, los del resto de vertebrados son nucleados. El núcleo también fue descrito en 1804 por Franz Bauer, y posteriormente con más detalle por el botánico escocés Robert Brown en una charla dictada ante la Sociedad linneana de Londres en 1831.[1, 45, 46]

Técnica morfométrica

Morfometría (del griego μορφή "morphé", que significa "forma" o "figura", y μετρία "metría", que significa "medición") se refiere al análisis cuantitativo de la forma, un concepto que abarca el tamaño y la forma. Los análisis morfométricos se realizan comúnmente en los organismos y son útiles en el análisis del registro fósil, así como en el impacto de algunas mutaciones sobre la forma, cambios en los procesos del desarrollo, covarianzas entre los factores ambientales y la forma, igualmente para estimar los parámetros genético-cuantitativos de la forma. La morfometría se puede utilizar para cuantificar un carácter de significancia evolutiva, y para detectar los cambios en la forma, deducir algo sobre la ontogenia de los organismos, función o relaciones evolutivas.[47] Los estudios en los que se analiza los cambios en la forma con respecto al tamaño de los organismos a través de su ciclo de vida, se conocen como "estudios de alometría".[48] Uno de los objetivos principales de la morfometría es probar estadísticamente las hipótesis sobre los factores que afectan la forma.[47]

Los parámetros morfométricos son una herramienta que permite la mejor comprensión de los procesos patológicos como son la inflamación-reparación, las atrofias, las hipertrofias y las hiperplasias, entre otros; evidenciando las relaciones entre los procesos de desarrollo-forma y estructura-función, motivos de estudio en el diagnóstico diario del anatomopatólogo. Es por esto, que la morfometría nuclear es un procedimiento objetivo, reproducible, poco costoso y relativamente fácil de realizar; aunque su potencial en la citología no se ha ejecutado plenamente.[7, 49, 50]

Investigaciones realizadas

En la etapa actual de desarrollo de la Anatomía Patológica, constantemente se añaden nuevas patologías a la lista de aquellas cuyo diagnóstico preciso exige la medición de estructuras.[2]

En un estudio de Cagle (Texas, 1992)[51], se evaluó la utilidad de la morfometría nuclear, como un indicador pronóstico de carcinoma de pulmón, demostrando así que el análisis morfométrico de la forma y el tamaño nuclear, es útil para predecir diversos cánceres, y ha sugerido su utilidad en el carcinoma de pulmón de células no pequeñas.

Un estudio morfométrico realizado por Marchevsky (California, 2001)[52] confirma la presencia de una considerable superposición de tamaño nuclear entre las "células pequeñas" y las "células grandes" en las neuroneoplasias pulmonares de alto grado.

En un estudio de Díaz Rojas (Holguín - Cuba, 2004)[7], sobre el área nuclear como indicador diagnóstico en el carcinoma ductal de la mama: un estudio metaanalítico, el autor concluye que el área nuclear se revela como un índice morfométrico adecuado en el diagnóstico del carcinoma ductal frente al carcinoma lobal y a la neoplasia benigna. Recomendando el uso de este indicador cuantitativo para el diagnóstico diferencial de dichas entidades nosológicas.

En su estudio sobre marcadores pronósticos de sobrevida en pacientes con cáncer de endometrio en el norte de Noruega (Orbo, 2004)[6], se concluyó que la morfometría nuclear constituye un criterio objetivo con alto valor pronóstico que permitió seleccionar las pacientes con mayor riesgo.

En una investigación de Grass Hernández (Holguín - Cuba, 2016)[3], sobre la caracterización clínica y morfoestereológica de tumores malignos epiteliales de pulmón diagnosticados por biopsia aspirativa con aguja fina concluyó que los indicadores morfoestereológicos son útiles para establecer diagnósticos más precisos entre los grupos citológicos del cáncer pulmonar.

En su estudio de Fernández Lastre (Camagüey - Cuba, 2016)[53], la autora compara los parámetros morfométricos en cortes histológicos de los túbulos renales normales en humanos adultos, con el uso del programa ImagenJ, demostrando la utilidad de esta técnica morfométrica en su comparación.

Cabrera Roche (Villa Clara - Cuba, 2018)[5], en su estudio morfométrico del núcleo celular en el carcinoma de células renales concluyó que no se mostraron diferencias en sus valores promedios de circularidad del núcleo de los diferentes tipos celulares estudiados, mientras que en el resto de las variables morfométricas si se evidenciaron valores medios diferentes.

Oro Pozo (Camagüey - Cuba, 2020)[50], en su estudio sobre los indicadores morfométricos del melanoma maligno de piel afirmó que los valores pequeños del área y volumen nuclear hablan a favor de un comportamiento hiperplásico en el tejido tumoral estudiado.

Eguizábal Martínez (Euskal Herria, 2021)[54], en su investigación realiza una comparación morfométrica de biopsias y citobloques en patología tumoral de pulmón; concluyendo que la morfometría demuestra ser una herramienta adecuada para el análisis comparativo de las muestras de biopsias y citobloques.

Otros estudios como los estudios de Artacho Pérula (Córdoba, 2000)[55, 56], Caballero Mendoza (Barcelona, 2004)[57], Cirión Martínez (Pinar del Río - Cuba, 2010)[58], Cuba Marrero (Santiago de Cuba, 2010)[59], Delgado Gutiérrez (Barcelona, 2012)[60], Inda Pichardo (Matanzas - Cuba, 2020)[61, 62]; que también fueron consultados durante la presente investigación, demuestran la importancia de morfometría en el estudio de patologías pulmonares y/o neoplásicas, además de mostrar un alto grado de relación entre las variables morfométricas estudiadas.

El empleo de estos métodos en Anatomía Patológica, además de enriquecer el diagnóstico, convierte a la cito-histopatología en una ciencia cuantitativa: la información de la imagen está disponible en forma numérica, por lo que se puede usar todo tipo de herramientas matemáticas para detectar diferencias sutiles.[2, 8] Siendo la morfometría una importante aplicación de la matemática en la Histología.[39] En este contexto la morfometría puede llegar a ser útil, ya que ha demostrado su eficiencia y reproducibilidad en la discriminación entre lesiones preneoplásicas y neoplásicas, así como en la gradación de lesiones preneoplásicas, en diversos órganos, como cérvix, endometrio y otros.[55]

Estructura normal y función de los pulmones

Los pulmones son órganos diseñados para realizar una función ingeniosamente cardinal: el intercambio de gases entre el aire inspirado y la sangre.[3, 63] Forman parte del aparato respiratorio, que incluye además: nariz, boca, tráquea y bronquios.[32, 63] Los pulmones son dos órganos similares a esponjas que en condiciones normales se encuentran distendidos dentro de la caja torácica. Están formados por 5 lóbulos, 3 en el pulmón derecho y 2 en el izquierdo. El pulmón izquierdo es más pequeño debido a que el corazón ocupa más espacio en ese lado del cuerpo.[28, 64, 65]

Figura No. 1. Anatomía del sistema respiratorio.

Fuente: European Society for Medical Oncology (ESMO).[32]

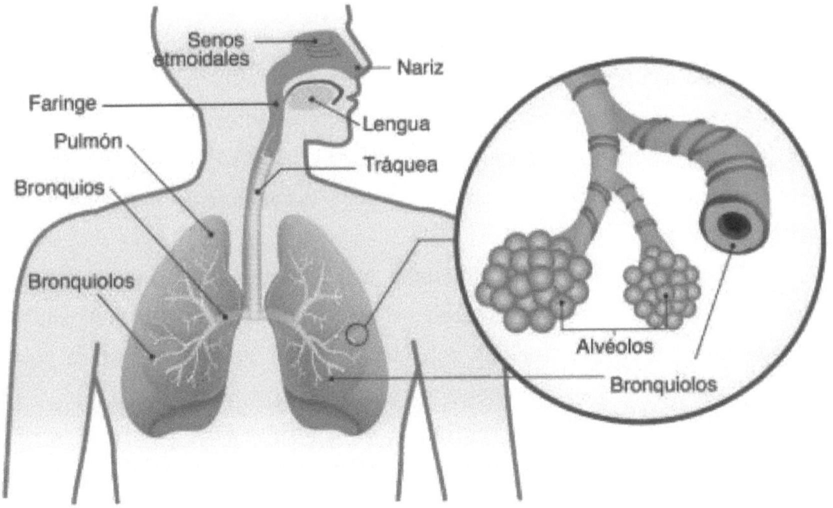

Al inhalar, el aire entra por medio de la boca o de la nariz e ingresa a los pulmones por medio de la tráquea. La tráquea se divide en tubos llamados bronquios que se extienden hasta los pulmones y se dividen en bronquios más pequeños. Estos se dividen para formar ramas más pequeñas llamadas bronquiolos. Al final de los bronquiolos hay pequeños sacos de aire conocidos como alvéolos que absorben oxígeno del aire inhalado incorporándolo en la sangre y removiendo el dióxido de carbono de la sangre al exhalar. La toma de oxígeno y la liberación de dióxido de carbono son las principales funciones de los pulmones.[13, 28]

Una capa de revestimiento delgada llamada pleura rodea los pulmones. La pleura protege a los pulmones y permite que se deslicen contra la pared torácica al tiempo que se expanden y contraen durante la respiración.[28]

Debajo de los pulmones, un músculo delgado en forma de cúpula llamado diafragma separa la cavidad torácica de la abdominal. Al respirar, el diafragma se mueve hacia arriba y hacia abajo, forzando al aire a entrar y salir de los pulmones.[28]

Cáncer de pulmón

El cáncer de pulmón es un tipo de cáncer que se forma en los tejidos del pulmón, generalmente en las células que revisten los bronquios y otras partes del pulmón, como los bronquiolos o los alvéolos. En general no produce signos ni síntomas en los primeros estadios. Los signos y síntomas del cáncer de pulmón suelen aparecer cuando la enfermedad está avanzada. [13, 14, 28, 32, 66] Puede afectar a cualquier persona, pero algunos factores aumentan el riesgo de tenerlo, tales como: el hábito de fumar, ser fumador pasivo, presencia de antecedentes familiares de cáncer de pulmón, estar expuesto al asbesto, cromo, berilio, níquel, hollín o alquitrán en el lugar de trabajo o a radiación, infección por VIH y la contaminación del aire.[13, 14, 66]

<u>Carcinogénesis</u>

La carcinogénesis pulmonar relacionada con el tabaquismo es un proceso de múltiples fases. El carcinoma de células escamosas y el adenocarcinoma tienen lesiones precursoras premalignas específicas. Antes de que el epitelio pulmonar cause invasión, se observan cambios morfológicos como los siguientes:[24]

- Hiperplasia.
- Metaplasia.

- Displasia.
- Carcinoma in situ.[24]

La displasia y el carcinoma in situ se consideran las principales lesiones premalignas porque es más probable que progresen a un cáncer invasivo y es menos probable que desaparezcan de manera espontánea.[24]

<u>Diagnóstico</u>

Los signos y síntomas del cáncer de pulmón pueden ser: tos reciente y persistente, con sangre incluso en pequeñas cantidades, falta de aire, dolor torácico o en el hombro que no desaparece, sibilancias, ronquera o disminución de la voz, pérdida de peso sin intentarlo, dolores óseos, cefaleas entre otros menos específicos como fiebre, pérdida del apetito, sensación de cansancio extremo.[12, 13, 14, 24, 32, 66]

La mayoría de los pacientes con cáncer de pulmón son diagnosticados después de asistir a la consulta con algunos de los síntomas mencionados y se basará en los resultados de los siguientes exámenes y pruebas:[32]

- Examen clínico: Examinen de la región torácica, comprobando los ganglios linfáticos del cuello. Ante una sospecha de cáncer de pulmón, se realizarán exámenes tales como: radiografía de tórax, o posiblemente una tomografía computarizada, y se derivará a otro especialista para la realización de pruebas adicionales.[14, 32, 66]
- Imaginología: Técnica de obtención de imágenes, usado para confirmar un diagnóstico de sospecha de cáncer de pulmón así como para investigar en qué medida ha avanzado el cáncer. Se pueden realizar las siguientes las siguientes técnicas:[14, 32, 66]
  - Radiografía de tórax: Una radiografía de tórax permitirá comprobar cualquier cosa que parezca anormal en los pulmones. Ésta suele ser la primera prueba que se lleva a cabo, en función de los síntomas y el examen clínico.[14, 22, 24, 32, 66]
  - Tomografía Computarizada (TC) del tórax y de la porción superior del abdomen: Se obtiene una serie de imágenes que forman una imagen tridimensional del interior del cuerpo. Esto permite recopilar más información sobre el cáncer, como la ubicación exacta del tumor en los pulmones, determinar si los ganglios linfáticos cercanos están afectados, y comprobar si

el cáncer se ha diseminado a otras áreas de los pulmones y/o a otras partes del cuerpo. Se trata de un procedimiento indoloro y generalmente requiere unos 10-30 minutos.[14, 22, 24, 32, 66]

- Tomografía computarizada o imagen por resonancia magnética (IRM) del cerebro: Esta prueba permite excluir o confirmar que el cáncer se ha diseminado hasta el cerebro. Una exploración por IRM usa un magnetismo potente para crear imágenes detalladas. Es posible que se inyecte un medio de contraste endovenoso para ayudar a que las imágenes sean más claras. Esta exploración no es dolorosa pero puede resultar algo incómoda, ya que se debe permanecer dentro del tubo de exploración alrededor de 30 minutos.[32, 66]

- Tomografía por emisión de positrones (TEP) / TC: Se trata de la combinación de una TC y una TEP. La TEP utiliza dosis bajas de radiación para medir la actividad de las células en diferentes partes del cuerpo, por lo que una exploración de TEP / TC ofrece una información más detallada sobre la parte del cuerpo que está siendo estudiada. Se inyectará un medicamento levemente radiactivo en una vena del dorso de la mano o el brazo, y seguidamente reposar alrededor de una hora mientras el medicamento se disemina por el cuerpo. La exploración en sí durará de 30 a 60 minutos y, aunque se permanecerá inmóvil. La exploración de TEP / TC a menudo se lleva a cabo para detectar si el cáncer se ha diseminado a los huesos.[32, 66]

- Histopatología: La histopatología es el estudio de las células y tejidos enfermos usando un microscopio; una biopsia del tumor permite examinar detenidamente una muestra de células. El examen de una biopsia está recomendado para todos los pacientes, ya que se utiliza para confirmar un diagnóstico de cáncer pulmonar, para identificar el subtipo histológico y para identificar cualquier proteína anormal dentro de las células tumorales que pudiera ayudar a determinar el mejor tratamiento. Las técnicas para la obtención de una biopsia incluyen:[14, 32]

- Broncoscopia: Se examina el interior de las vías respiratorias y los pulmones mediante un tubo llamado broncoscopio. Se lleva a cabo bajo anestesia local.

Permite observar anormalidades en la vía aérea y tomar muestras de células (biopsias) de las vías respiratorias o los pulmones. [32, 66, 67]

- Biopsia de pulmón a través aguja guiada por TC: Esta técnica ha ocupado el estándar mundial como punto de partida más exacto ante la conducta y el pronóstico de lesiones sugestivas de cáncer de pulmón.[68] Se realiza en casos que resulta difícil obtener una biopsia por medio de una broncoscopia, se puede optar por obtener una biopsia durante una exploración por tomografía computarizada. En este procedimiento, al paciente se le administrará un anestésico local para insensibilizar la zona. Se inserta una aguja fina a través de la piel en el pulmón para extraer una muestra de células del tumor. Este procedimiento sólo dura unos minutos.[32, 66]

- Toma de muestra guiada por ultrasonografía endobronquial (EBUS, por sus siglas en inglés): Esta técnica se utiliza para confirmar si el cáncer se ha diseminado a los ganglios linfáticos cercanos, después de que los exámenes radiológicos hayan sugerido que ése podría ser el caso. Un broncoscopio que contiene una pequeña sonda de ultrasonografía se pasa a través de la tráquea para ver si los ganglios linfáticos cercanos son más grandes de lo normal. Se pasa una aguja junto con el broncoscopio para tomar biopsias del tumor o de los ganglios linfáticos. Esta prueba puede resultar incómoda, pero no debe ser dolorosa. Requiere menos de una hora, y el paciente debería estar en condiciones de ir a su casa el mismo día después de la prueba.[32] Ha permitido obtener muestras histológicas y citológicas representativas con una mayor rapidez y una menor tasa de complicaciones.[66, 69]

- Toma de muestra guiada por ultrasonografía esofágica (EUS, por sus siglas en inglés): Similar a la EBUS, esta técnica se utiliza también para confirmar si el cáncer se ha diseminado a los ganglios linfáticos cercanos, después de que los exámenes radiológicos hayan sugerido que ése podría ser el caso. Sin embargo, a diferencia de la EBUS, en este caso la sonda de ultrasonografía se inserta por el esófago.[32]

- Mediastinoscopia: Este procedimiento es más invasivo que la EBUS/EUS pero se recomienda como una prueba extra en caso de que la EBUS/EUS no confirme que el cáncer se haya diseminado a los ganglios linfáticos cercanos, o en caso de que los ganglios linfáticos que requieren ser investigados no puedan ser alcanzados por medio de la EBUS. La mediastinoscopia se lleva a cabo bajo anestesia general y requiere una breve estancia en el hospital. Se practica una pequeña incisión en la piel en la parte delantera de la base del cuello y se introduce un tubo que pasa a través de la incisión hasta el pecho. Una luz y una cámara conectadas al tubo permiten observar minuciosamente el centro del pecho del paciente -el mediastino- y detectar si está presente algún ganglio linfático anormal, ya que éstas son las primeras áreas a las que el cáncer se puede diseminar. Se pueden tomar muestras de tejido y de ganglios linfáticos para su ulterior examen.[32]

- Citopatología: Mientras que la histopatología es el examen en el laboratorio de tejidos o células, la citología (o citopatología) es el examen de las células cancerosas espontáneamente desprendidas del tumor. Los métodos más comunes para la obtención de muestras para citología incluyen:[32]

  - Broncoscopia: Los lavados bronquiales (en los que una solución levemente salina se aplica sobre la superficie de las vías respiratorias) y la recolección de secreciones pueden realizarse durante una broncoscopia para buscar la presencia de células cancerosas.[32]

  - Toracocentesis / drenaje pleural: El derrame pleural es la acumulación anormal de líquido entre las capas delgadas del tejido (pleura) que recubre los pulmones y la pared de la cavidad torácica. Este líquido puede ser tomado de la cavidad pleural mediante toracocentesis o drenaje pleural y ser examinado en el laboratorio para determinar la presencia de células cancerosas.[32]

  - Pericardiocentesis / drenaje pericárdico: El derrame pericárdico es la acumulación anormal de líquido entre el corazón y el saco que rodea el corazón (pericardio). Este fluido puede ser tomado desde la cavidad pericárdica por pericardiocentesis o drenaje pericárdico y ser examinado en el laboratorio para determinar la presencia de células cancerosas. Estas técnicas se llevan a cabo en el hospital, generalmente con la ayuda de una ecografía para ayudar a posicionar la aguja. Se suministrará un anestésico local y se vigilará cualquier complicación que pudiera surgir después.[32]

A causa de la ubicación de los pulmones en el cuerpo, la obtención de muestras de células o tejido puede resultar complicada y es posible que sea necesario repetir algunas de estas pruebas si los resultados obtenidos no se consideran concluyentes.[32]

<u>Tipos de cáncer de pulmón</u>

El Cáncer de Pulmón se caracteriza por una considerable complejidad morfológica y la dificultad para la obtención de muestras histopatológicas adecuadas, lo que ha llevado en el pasado a los clínicos a la distinción simplificada en dos grandes grupos, Cáncer de Pulmón de células pequeñas (CPCP) o microcítico y Cáncer de Pulmón de células no pequeñas (CPCNP) o carcinomas no microcíticos, así como a la estadificación clínico-radiológica fundamentalmente.[13, 29]

- Cáncer de células no pequeñas o no microcítico: Alrededor del 80 al 85% de los cánceres de pulmón son CPCNP: Los subtipos principales de cáncer de pulmón no microcíticos son adenocarcinoma, carcinoma de células escamosas y carcinoma de células grandes. Estos subtipos, que pueden originarse de diferentes tipos de células de pulmón, se agrupan como "cáncer de pulmón no microcítico" porque el método de tratamiento y el pronóstico son a menudo similares.[13, 28, 32]

- Cáncer de pulmón de células pequeñas o microcítico: Este tipo recibe su nombre por el pequeño tamaño de las células de las que se compone cuando se observan bajo un microscopio. Alrededor del 10 al 15% de todos los cánceres de pulmón son cáncer del tipo microcítico, y a veces se les llama cáncer de células en avena. Este tipo de cáncer de pulmón suele crecer y propagarse más rápido que el cáncer de pulmón no microcítico. Alrededor del 70% de las personas con cáncer de pulmón microcítico padecerá cáncer que ya se ha extendido en el momento en que se les diagnostica. Dado que este cáncer crece rápidamente, suele responder bien a la quimioterapia y la radioterapia. Lamentablemente, el cáncer regresará en algún momento en la mayoría de las personas.[13, 28, 32]

- Otros tipos de tumores de pulmón:

- Tumores carcinoides de pulmón: representan menos de un 5% de los tumores del pulmón. La mayoría de estos tumores crece lentamente.[28]
- Otros tumores de pulmón como los carcinomas adenoide quísticos, los linfomas y los sarcomas, así como los tumores benignos del pulmón, como los hamartomas, son poco comunes. Estos reciben un tratamiento diferente al tratamiento de la mayoría de los cánceres comunes del pulmón.[28]
- Cánceres que se propagan a los pulmones: los cánceres que se originan en otros órganos (como el seno, el páncreas, el riñón o la piel) a veces pueden propagarse (hacer metástasis) a los pulmones, pero estos no son cánceres de pulmón. Por ejemplo, el cáncer que se originó en el seno y se propagó a los pulmones, sigue siendo cáncer de seno, no cáncer de pulmón. El tratamiento del cáncer que se ha propagado a los pulmones se basa en el lugar donde se originó (la localización primaria del cáncer).[28]

<u>Clasificación anatomopatológica</u>

En general, tanto en cáncer pulmonar como en otras neoplasias malignas, las clasificaciones histomorfológicas se están integrando a los conocimientos biológicos (genético moleculares e inmunofenotípicos) y clínicos para desarrollar clasificaciones con sentido práctico, que permitan predecir la evolución clínica y dar un tratamiento personalizado, eficaz y curativo. Esto es lo que está sucediendo vertiginosamente con el cáncer de pulmón, además, recientemente, se emplea la estimulación del propio sistema inmune como otra herramienta eficaz para el tratamiento del cáncer de células pequeñas y no pequeñas de pulmón (inmunoterapia).[33]

La clasificación del Cáncer de Pulmón publicada por la Organización Mundial de la Salud (OMS) en 1999 y actualizada en 2004, fue producida en colaboración con la Academia Internacional de Patología (IAP) y la Asociación Internacional para el Estudio del Cáncer de Pulmón (IASLC). En ella se recogen en detalle la patología y genética de los tumores pulmonares, pleurales, tímicos y cardiacos. Desde entonces, algunas variedades de carcinoma han sido malinterpretadas o discutidas, si bien no ha habido ninguna clasificación alternativa desde el año 2004. En 2011 se publicó una nueva propuesta de clasificación para los adenocarcinomas promovida y patrocinada por la IASLC, la Sociedad Torácica Americana (ATS) y la Sociedad

Respiratoria Europea (ERS). A diferencia de las clasificaciones previas de Cáncer de Pulmón publicadas por la OMS en 1967, 1981 y 1999, descritas por "patólogos para patólogos", en la revisión de 2004 comienza a introducirse información sobre aspectos genéticos y clínicos relevantes.[29, 33, 70]

Dado el importante y rápido avance del conocimiento de los mecanismos genéticos y moleculares en la patogénesis del cáncer de pulmón y su gran relevancia en el tratamiento de esta enfermedad, reflejado en diversas y múltiples publicaciones y reuniones académicas desde 2004, la OMS se propuso hacer una revisión de la clasificación sobre todo en relación con adenocarcinoma.[33, 70]

Tres sociedades auspiciaron esta revisión: la IASLC, la ERS y la ATS. Las recomendaciones se hicieron de acuerdo con los siguientes tópicos:[33, 70]

- Hallazgos moleculares.
- Muestras pequeñas o citológicas.
- Recomendaciones para adenocarcinoma.
- Carcinoma de células escamosas.
- Tumores neuroendocrinos.
- Carcinoma de células grandes y carcinoma sarcomatoide.
- Carcinoma NUT.[33, 70]

Clasificación actual de carcinoma de pulmón (OMS, 2015):[33]

- Adenocarcinoma.[33]

Neoplasia maligna epitelial con diferenciación glandular (Figura No. 2 y Figura No. 3).

a. Lepídico: constituido por neumocitos tipo II. Crece a lo largo de la superficie de las paredes alveolares, con área invasiva de más de 5 mm.

b. Acinar: estructura glandular con lumen central rodeado por células tumorales.

c. Papilar: crecimiento papilar de células neoplásicas glandulares a lo largo de un core fibrovascular.

d. Micropapilar: crecimiento en pequeños nidos papilares sin core fibrovascular.

e. Sólido: patrón predominante sin evidencia de patrón lepídico, acinar, papilar o micropapilar. Si el patrón sólido es del 100 %, deben haber, al menos, 5 o más células productoras de mucina por cada dos campos de alto poder, comprobadas con tinción de histoquímica.

f. Invasivo mucinoso: corresponde al antes denominado BAC mucinoso con morfología columnar o de células caliciformes con abundante mucina intracitoplasmática. Además del patrón lepídico, también puede presentarse con otros patrones.

g. Coloide: muestra abundante mucina reemplazando los espacios aéreos.

h. Fetal: estructura histológica semejante a tejido pulmonar fetal. Puede ser de alto o bajo grado.

i. Entérico: estructura histológica semejante al adenocarcinoma colorrectal.

j. Adenocarcinoma mínimamente invasivo: Adenocarcinoma solitario, de tamaño igual o menor de 3 cm, con patrón lepídico, no mucinoso predominante y con invasión de hasta 5 mm en dimensión máxima.

k. Lesiones preinvasivas: Hiperplasia adenomatosa atípica: proliferación atípica localizada de neumocitos tipo II o células de Clara, de hasta 0,5 cm en dimensión máxima.[33]

Adenocarcinoma in situ: adenocarcinoma localizado, usualmente no mucinoso, de hasta 3 cm en dimensión máxima, que crece a lo largo de estructuras alveolares preexistentes, en un patrón lepídico puro, sin invasión estromal ni vascular.[33]

Figura No. 2. Adenocarcinoma. Tipos histológicos más frecuentes.

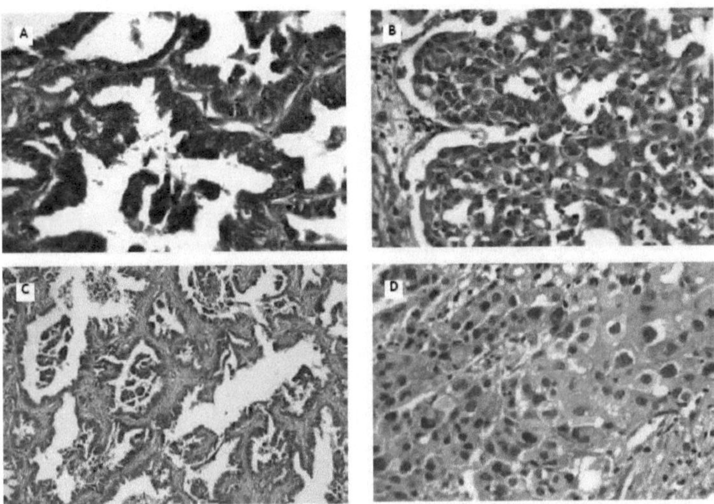

Leyenda: Adenocarcinoma. Tipos histológicos más frecuentes. A Patrón lepídico que muestra revestimiento de los alveolos por neumocitos neoplásicos (40X). B Patrón acinar medianamente diferenciado donde se advierte estructura tubular (40X). C Patrón papilar, donde se observan las proyecciones papilares intraluminales (10X). D Patrón sólido que no presenta túbulos, ni estructuras papilares o patrón lepídico (40X)

Fuente: Clasificación actual del carcinoma de pulmón.[33]

Figura No. 3. Adenocarcinoma. Otros tipos histológicos frecuentes.

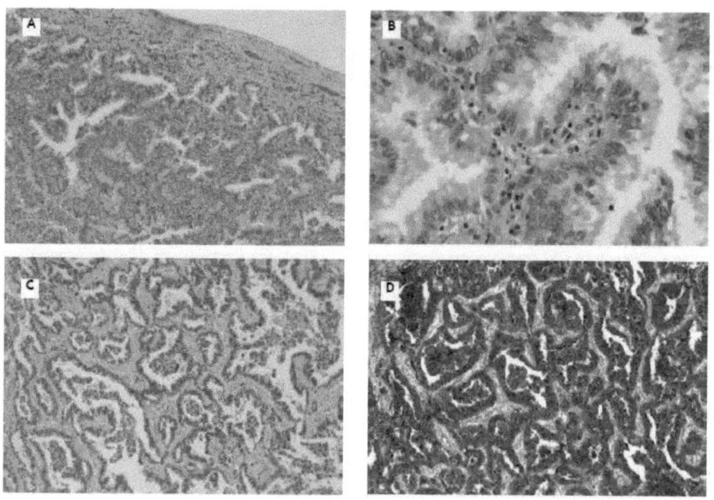

Leyenda: A Adenocarcinoma invasivo mucinoso, que evidencia mucina intracelular (10X). B Imagen a mayor aumento que muestra en detalle la mucina intracitoplasmática. C Adenocarcinoma papilar con expresión de TTF1 nuclear (10X). D El mismo caso anterior, expresando NAPSIN-A (40X)

Fuente: Clasificación actual del carcinoma de pulmón.33

- Carcinoma de células escamosas.[33]

Neoplasia epitelial con presencia de queratinización o puentes intercelulares o con morfología indiferenciada, pero con marcadores de IHQ que indican diferenciación escamosa (Figura No. 4).[33]

    a. Queratinizante.

    b. No queratinizante.

    c. Basaloide: neoplasia poco diferenciada, con arquitectura lobular, con periferia en empalizada y pérdida de morfología escamosa, pero con marcadores de IHQ que indican dicho linaje. Puede haber casos con morfología escamosa queratinizante o no queratinizante, pero deben tener más de 50% de componente escamoso. Son de mal pronóstico.

d. Lesión preinvasiva: Carcinoma escamoso in situ: neoplasia de células escamosas, no invasiva, originada en el epitelio bronquial y que se origina en lesiones displásicas previas.[33]

Figura No. 4. Carcinoma de células escamosas.

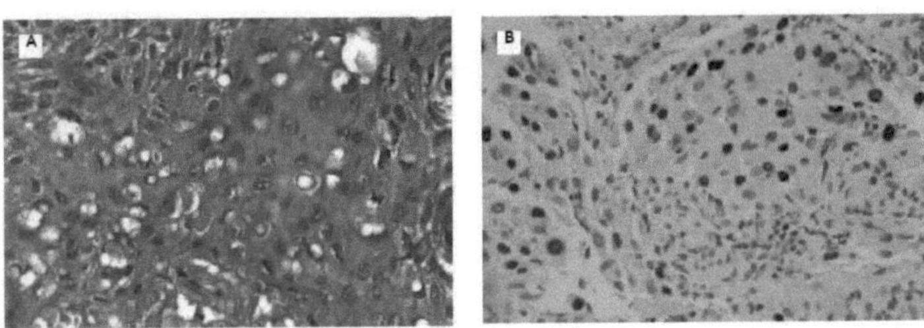

Leyenda: A. Carcinoma de células escamosas que muestra foco de queratinización (40X) B. El mismo caso anterior, que muestra expresión de P40.

Fuente: Clasificación actual del carcinoma de pulmón.33

- Tumores neuroendocrinos.[33]

  a. Carcinoma de células pequeñas: neoplasia epitelial de células pequeñas, redondeadas, ovales o fusiformes, con núcleos de cromatina fina, nucleolo inconspicuo y escaso citoplasma. Usualmente, expresan gránulos neuroendocrinos. Puede ser puro o combinado con otro tipo de carcinoma no células pequeñas (Figura No. 5).

Figura No. 5. Carcinoma de células pequeñas.

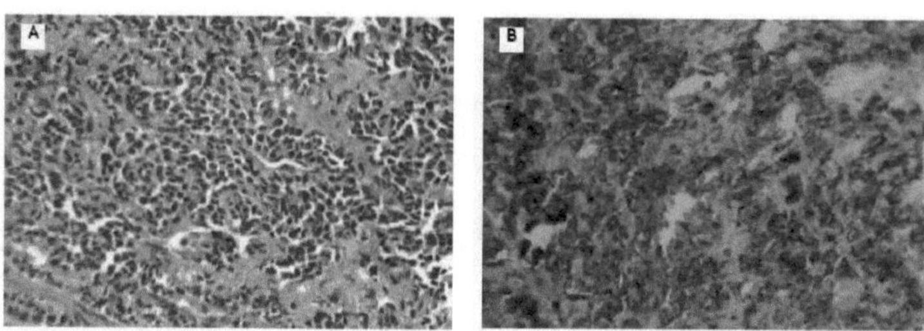

Leyenda: A Carcinoma de células pequeñas que muestra patrón trabecular (10X) B El mismo caso anterior, que muestra expresión de sinaptofisina (40X)

Fuente: Clasificación actual del carcinoma de pulmón.33

b. Carcinoma neuroendocrino de células grandes: neoplasia epitelial de células grandes, con morfología neuroendocrina (rosetas, empalizada), que expresa gránulos neuroendocrinos (Figura No. 6).

Figura No. 6. Carcinoma neuroendocrino de células grandes.

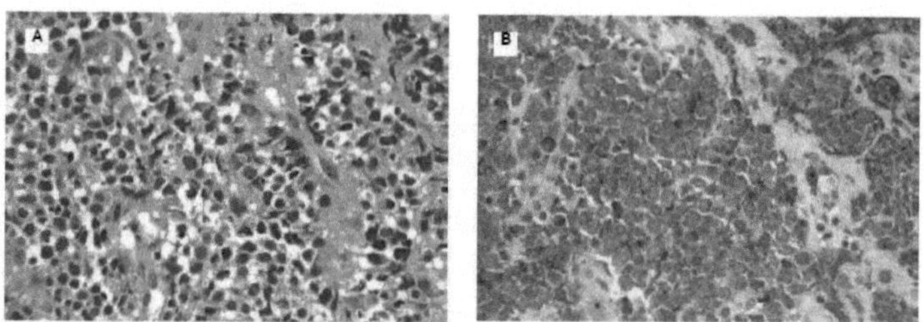

Leyenda: A Carcinoma neuroendocrino de células grandes que muestra patrón trabecular (40X). Nótese que algunas células son de tipo células claras B El mismo caso anterior, que muestra expresión de sinaptofisina (40X)

Fuente: Clasificación actual del carcinoma de pulmón.33

c. Carcinoide: neoplasia epitelial neuroendocrina que se divide en típico (menos de 2 mitosis por 2 mm2, sin necrosis) y atípico (2 a 10 mitosis por 2 mm2 o con focos de necrosis o ambos).

d. Lesión preinvasiva: Hiperplasia neuroendocrina pulmonar idiopática difusa: proliferación pulmonar de células neuroendocrinas que puede estar confinada a la mucosa, con o sin protrusión luminal, puede ocasionar invasión focal para formar "tumourlets" o puede convertirse a un tumor carcinoide.[33]

- Carcinoma de células grandes.[33]

Neoplasia epitelial de células grandes sin diferenciación citohistológica o IHQ hacia adenocarcinoma, carcinoma escamoso o carcinoma de células pequeñas. Se divide en:[33]

- Carcinoma de células grandes con marcadores de IHQ negativos (nulo).
- Carcinoma de células grandes con marcadores de IHQ poco claros.
- Carcinoma de células grandes en que no se han realizado marcadores de IHQ o tinciones simples.[33]

- Carcinoma adenoescamoso.[33]

Neoplasia epitelial con componente de carcinoma escamoso y de adenocarcinoma. Debe tener al menos 10 % de uno de los componentes.[33]

- Carcinoma pleomórfico.[33]

Carcinoma poco diferenciado que puede ser escamoso, adenocarcinoma o carcinoma de células pequeñas, con al menos 10 % de células fusiformes o células gigantes.[33]

- Carcinoma de células fusiformes.[33]

Constituido casi completamente por células fusiformes, sin componente diferenciado.[33]

- Carcinoma de células gigantes.[33]

Constituido casi completamente por células gigantes, que pueden ser multinucleadas, sin componente diferenciado.[33]

- Carcinosarcoma.[33]

Tumor maligno constituido por dos componentes: NSCLC, usualmente, carcinoma escamoso o adenocarcinoma, y sarcoma con elementos heterólogos (rabdomiosarcoma, condrosarcoma y osteosarcoma).[33]

- Blastoma pulmonar.[33]

Tumor bifásico conformado por adenocarcinoma fetal (bajo de grado) con un estroma mesenquimal primitivo. Puede encontrarse foco de diferenciación mesenquimal específico (osteosarcoma, condrosarcoma o rabdomiosarcoma).[33]

- Carcinoma no clasificado.[33]

    a. Carcinoma tipo linfoepitelioma: tipo poco frecuente de carcinoma poco diferenciado, intercalado con intenso infiltrado linfocítico, semejante al carcinoma faríngeo indiferenciado, con presencia del virus Epstein-Barr (EBV, por sus siglas en inglés) en el núcleo de las células neoplásicas.

    b. Carcinoma NUT: carcinoma poco diferenciado, agresivo, caracterizado por rearreglo genético del gen NUT (nuclear protein in testis). Es extremadamente agresivo.[33]

- Carcinoma tipo glándula salival.[33]

    a. Carcinoma mucoepidermoide: constituido por células secretoras de mucina, células escamosas o escamoides y células tipo intermedias.

    b. Carcinoma adenoide quístico: tumor maligno constituido por células epiteliales y células mioepiteliales. Presenta diversos patrones: tubular, cribiforme y sólido.

    c. Carcinoma epitelial-mioepitelial: neoplasia epitelial maligna de bajo grado, con morfología bifásica. Presenta estructura ductal con una capa interna epitelial, rodeada por células mioepiteliales con morfología de células fusiformes, células claras o células plasmacitoides.[33]

En conclusión, la nueva clasificación de carcinoma pulmonar representa un enfoque que integra las características histomorfológicas, inmunofenotípicas, clínicas, radiológicas y terapéuticas de estas neoplasias.[33]

Subtipos principales de CPCNP

<u>Carcinoma de células escamosas o epidermoide</u>

Se originan de las células escamosas, las cuales son células planas que cubren el interior de las vías respiratorias en los pulmones. A menudo están relacionados con antecedentes de tabaquismo y tienden a estar localizados en la parte central de los pulmones, cerca de una vía respiratoria principal (bronquio).[28, 32]

Considerado clásicamente como el más frecuente, esta situación ha cambiado a favor del adenocarcinoma debido a múltiples causas relacionadas con el hábito tabáquico (menor concentración de alquitrán y la aparición de filtro en los cigarrillos entre otros factores). Este cambio epidemiológico no es aparente todavía en toda la geografía e incluso dentro de un mismo país como España se observan regiones donde es patente ya el liderazgo del adenocarcinoma muy cercanas a otras regiones donde se da la situación contraria.[29]

Los dos términos son correctos a la hora de referirse a este tipo tumoral, el de carcinoma epidermoide se correspondería con el remedo de una diferenciación tisular epitelial semejante a la epidermis cutánea, término quizá más genérico que el de escamoso que se refiere a la capa de Malpighi o estrato escamoso de la misma estructura cutánea.[29]

En los casos donde el tumor se encuentra bien diferenciado y aparecen áreas de queratinización, puentes intercelulares y perlas córneas en el análisis histológico el diagnóstico no suele presentar problemas. Sin embargo, existen casos donde resulta difícil, si no imposible demostrar fenómenos de queratinización sobre todo en biopsias pequeñas, muchas veces artefactadas, obtenidas por broncoscopia.[29]

El grado de diferenciación tumoral se establece en función del grado de estratificación, la presencia de puentes intercelulares y queratinización celular aislada con formación de perlas córneas. La diferencia entre el moderado o pobremente diferenciado está en que si el 20% de la muestra presenta queratinización o formación de perlas córneas, el tumor se considera como moderadamente diferenciado. Por tanto, requiere del examen de la pieza quirúrgica, no debiéndose aplicar en biopsias diagnósticas.[29]

Por otro lado, es relativamente común el encontrar células secretoras de mucina aisladas en este tipo de carcinoma. Estas células se ven hasta en un 10% de carcinomas de tipo hiliar y en un 60% de los de tipo periférico. Es decir, más de un 50% de carcinomas epidermoides periféricos podrían ser clasificados en sentido estricto como carcinomas adenoescamosos aunque es necesaria que la diferenciación glandular sea marcada para diagnosticarlo como tal. Probablemente este subtipo histológico que se considera como poco frecuente sea más habitual que lo estimado en las estadísticas.[29]

Por otro lado, existen variantes morfológicas como el carcinoma epidermoide de células claras o el papilar que es preciso conocer y que pueden plantear problemas de diagnóstico diferencial.[29]

Desde el punto de vista inmunohistoquímico, el carcinoma epidermoide es negativo para las citoqueratinas 7 y 20 y positivo frente a las citoqueratinas 5/6, con negatividad para el TTF1 y positividad nuclear para la proteína de ciclo celular p63, si bien estas características inmunohistoquímicas distan mucho de ser absolutas.[29, 71]

<u>Adenocarcinoma</u>

Por definición, el adenocarcinoma de pulmón es un tipo de tumor maligno epitelial con diferenciación glandular y con producción de mucina o marcadores de expresión de neumocitos.[72]

El término adenocarcinoma pulmonar engloba una serie de tumores con un comportamiento diferente, no solo desde el punto de vista morfológico, sino también radiológico, terapéutico y pronóstico. Este hecho justifica que esta estirpe tumoral haya sido la que más cambios ha sufrido en las distintas revisiones de la clasificación de la Organización Mundial de la Salud.[72]

Los adenocarcinomas se originan de las células que en condiciones normales segregarían sustancias como moco. Este tipo de cáncer de pulmón ocurre principalmente en personas que fuman o que han fumado, pero también es el tipo más común de cáncer de pulmón observado en las personas que no fuman. Este cáncer es más común en las mujeres que en los hombres. En comparación con otros tipos de cáncer de pulmón, es más probable que ocurra en personas jóvenes. Por lo general, el adenocarcinoma se descubre en las partes externas del pulmón, y es más probable que se descubra antes de que se haya propagado.[28, 32]

Las personas con un tipo de adenocarcinoma, llamado adenocarcinoma in situ (en el pasado se le llamaba carcinoma bronquioalveolar), suelen tener mejores expectativas que aquellas que padecen otros tipos de cáncer de pulmón.[28]

Grupo tumoral más heterogéneo que incluye desde las neoplasias periféricas de origen en las áreas más distales del parénquima pulmonar hasta los tumores más centrales de origen en células de revestimiento de la vía aérea.[29]

Uno de los problemas mayores con los adenocarcinomas de pulmón es la frecuente heterogeneidad histológica. De hecho, es más común la mezcla de subtipos histológicos de adenocarcinoma que los tumores que consisten puramente en un solo patrón de acinar, papilar, bronquioloalveolar o el adenocarcinoma sólido con formación mucinosa.[29]

La característica morfológica más relevante es la formación de estructuras tubulares o glandulares y/o la presencia de material de secreción sobre todo en las formas más sólidas peor diferenciadas. Los adenocarcinomas pulmonares suelen ser tumores muy heterogéneos desde el punto de vista arquitectural y así las áreas centrales suelen ser de patrón sólido, las intermedias de patrón papilar y las periféricas muestran un crecimiento bronquioloalveolar. Esta heterogeneidad suele permitir el diagnóstico diferencial con neoplasias metastásicas que muestran un patrón arquitectural más homogéneo. El crecimiento bronquioloalveolar no es privativo de los tumores pulmonares primarios, ya que existen casos metastásicos que adoptan dicho patrón. Por tanto no debe ser utilizado como criterio para diagnosticar un caso como de origen primario o metastásico.[29]

En el momento que un tumor se diagnostica como adenocarcinoma, se pone de manifiesto que existe un crecimiento infiltrativo y una posibilidad de afectación metastásica. Si se considera de esta manera restrictiva, el carcinoma bronquioloalveolar es un tumor muy poco frecuente y de un comportamiento claramente diferente al adenocarcinoma convencional. Esto también provoca que el diagnóstico de carcinoma bronquioloalveolar no deba ser realizado con seguridad en material citológico ya que el principal criterio es el arquitectural y no citológico. Además, tampoco debe ser clasificado categóricamente mediante biopsia transbronquial, ya que podría corresponder a una zona de crecimiento bronquioloalveolar en un adenocarcinoma clásico. El diagnóstico debe ser sugerido como posibilidad en estos casos.[29]

El patrón inmunohistoquímico básico del adenocarcinoma es el de positividad para citoqueratina 7 y negatividad para la citoqueratina 20 con positividad asimismo nuclear para el TTF1. Un problema de diagnóstico diferencial desde el punto de vista inmunohistoquímico lo da de nuevo el carcinoma bronquioloalveolar ya que suele ser positivo para la citoqueratina 20 y negativo para el TTF1 con lo que puede simular una neoplasia metastásica de origen digestivo.[29, 71]

<u>Carcinoma de células grandes</u>

El carcinoma de células grandes puede aparecer en cualquier parte del pulmón, y tiende a crecer y a propagarse rápidamente, lo que puede hacer más difícil tratarlo. Un subtipo de carcinoma de células grandes, conocido como carcinoma neuroendocrino de células grandes es un cáncer de rápido crecimiento que es muy similar al cáncer de pulmón microcítico.[28, 32]

Es el subtipo menos frecuente. Considerado como una neoplasia altamente indiferenciada que no permite su clasificación como un adenocarcinoma o un carcinoma escamoso. En casos donde únicamente se dispone de biopsias parciales (mediastinoscopias o broncoscopias), pueden existir discrepancias cuando se evalúa la totalidad de la masa tumoral en la pieza quirúrgica, ya que es posible que aparezcan estigmas de cualquiera de los otros tipos de manera focal que permitan su clasificación. Sin embargo, no todos los tumores que se encuadran dentro de este epígrafe muestran criterios diagnósticos morfológicos mal definidos.[29]

Algunos otros subtipos de cáncer de pulmón no microcítico menos habituales, tales como el carcinoma adenoescamoso, el carcinoma sarcomatoide, el carcinoma semejante a linfoepitelioma, el carcinoma basalioide y el carcinoma neuroendocrino de células grandes son menos comunes.[28, 29]

Estadificación

La estadificación del cáncer se utiliza para describir su tamaño y posición y si se ha diseminado desde donde comenzó. El cáncer se estadifica utilizando un sistema de números / letras por el que se describen los Estadios de IA a IV. En general, cuanto más bajo sea el nivel, mejor será el pronóstico. Se clasifica según el sistema TNM (Tumor, Nódulo, Metástasis) que se utiliza para el estadiaje internacional de tumores sólidos. La estadificación tiene en cuenta:[15, 18, 32]

- La envergadura del cáncer (el tamaño del tumor, T).

- Si se ha diseminado a los ganglios linfáticos (N).

- Si se ha metastatizado (diseminado) a otras zonas en los pulmones o a otras
partes del cuerpo (M).[18, 32] La determinación del tipo de cáncer y su estadio son
aspectos de gran importancia en términos de implicaciones terapéuticas y
pronósticos.[18, 32] La estadificación generalmente se realiza dos veces: después de
la realización de los exámenes clínicos y radiológicos y después de la cirugía, en
caso de que se lleve a cabo la resección quirúrgica de los tumores.[32]

Figura No. 8. Estadios del CPCNP.

ESTADIO IA (T1-N0-M0)	• El tamaño del **tumor** es igual o inferior a 3 cm, se encuentra todavía en el interior del pulmón y **no** se ha diseminado a ningún **ganglio linfático** cercano.	
ESTADIO IB (T2a-N0-M0)	• El **tumor** mide de 3 a 4 cm, está todavía en el interior del pulmón **no** se ha diseminado a ningún **ganglio linfático** cercano	
ESTADIO IIA (T2b-N0-M0)	• El **tumor** mide de 4 a 5 cm, está todavía en el interior del pulmón y **no** se ha diseminado a ningún **ganglio linfático** cercano	CPCNP de **Estadio inicial**
ESTADIO IIB (T1/2-N1-M0 o T3-N0-M0)	• El **tumor** no mide más de 5 cm y se ha diseminado a los **ganglios linfáticos** cercanos, pero **no** se encuentra en ninguna otra parte del cuerpo; o • El **tumor** mide de 5 a 7 cm o hay más de un **tumor** en el mismo **lóbulo**; **no** se ha diseminado a los **ganglios linfáticos** cercanos pero puede invadir otras partes del pulmón, las vías respiratorias o las zonas circundantes justo fuera del pulmón, por ejemplo el **diafragma**	
ESTADIO IIIA (T1/2-N2-M0 o T3-N1-M0 o T4-N0/1-M0)	• El **tumor** no mide más de 5 cm, se ha diseminado a los **ganglios linfáticos** lejanos, pero **no** se encuentra en ninguna otra parte del cuerpo; o • El **tumor** mide de 5 a 7 cm o hay más de un **tumor** en el mismo **lóbulo**; se ha diseminado a los **ganglios linfáticos** y puede invadir otras partes del pulmón, las vías respiratorias o las zonas circundantes justo fuera del pulmón, como por ejemplo el **diafragma**; o • El **tumor** mide más de 7 cm e invade tejidos y estructuras lejos del pulmón, tales como el corazón, la **tráquea** o el **esófago**, pero **no** se ha diseminado a otras partes del cuerpo o hay más de un **tumor** en diferentes **lóbulos** del mismo pulmón. El cáncer puede haberse diseminado o no a los **ganglios linfáticos** cercanos	CPCNP **Localmente avanzado**
ESTADIO IIIB (T1/2-N3-M0 o T3-N2-M0 o T4-N2-M0)	• El **tumor** no mide más de 5 cm, se ha diseminado a los **ganglios linfáticos** más distantes, pero **no** se encuentra en ninguna otra parte del cuerpo; o • El **tumor** mide de 5 a 7 cm o hay más de un **tumor** en el mismo **lóbulo**; se ha diseminado a los **ganglios linfáticos** lejanos y puede invadir otras partes del pulmón, las vías respiratorias o las zonas circundantes justo fuera del pulmón, por ejemplo el **diafragma**; o • El **tumor** mide más de 7 cm e invade tejidos y estructuras lejos del pulmón, tales como el corazón, la **tráquea** o el **esófago**, pero **no** se ha diseminado a otras partes del cuerpo; o hay más de un **tumor** en diferentes **lóbulos** del mismo pulmón. El cáncer se ha diseminado a los **ganglios linfáticos** lejanos	
ESTADIO IV (cualquier T-cualquier N-M1)	• El **tumor** es de cualquier tamaño y puede o no haberse diseminado a los **ganglios linfáticos**. El cáncer se encuentra en ambos pulmones, se ha diseminado a otra parte del cuerpo (por ejemplo, al hígado, las **glándulas suprarrenales**, el cerebro o los huesos) o ha causado una acumulación de líquido alrededor del pulmón o del corazón que contiene células cancerosas	CPCNP **Metastásico**

Fuente: European Society for Medical Oncology (ESMO).[32]

Biopsia por aspiración con aguja fina

En el presente estudio se utilizó la técnica de Biopsia por Aspiración con Aguja Fina (BAAF), siendo de interés de la autora profundizar más en la misma. Este es un procedimiento el en cual el médico Patólogo realiza con una aguja muy fina la aspiración muy pequeña de fluido del paciente en el área de sospecha. La muestra recolectada es analizada en el laboratorio para verificar si existen células cancerígenas en dicha muestra.[73, 74, 75] También se puede realizar una biopsia por aspiración con aguja fina durante una endoscopia o una broncoscopia.[74]

La biopsia por aspiración con aguja fina es un enfoque ampliamente empleado, mínimamente invasivo y, en general, de muy bajo riesgo, que se utiliza para ayudar a diagnosticar el cáncer nuevo o recurrente.[74, 75]

La mayoría de los tipos de cáncer solo se pueden diagnosticar definitivamente con una biopsia. Se recomienda una biopsia por aspiración con aguja fina si siente una masa a través de la piel o si aparecen hallazgos sospechosos durante otras pruebas y procedimientos. Si la masa tumoral es más profunda, las pruebas de diagnóstico por imágenes, como una ecografía, una exploración por tomografía computarizada o imágenes por resonancia magnética, pueden ayudar a guiar la aguja de biopsia hasta el lugar correcto. Esto se denomina biopsia guiada por imágenes. El procedimiento completo puede durar entre 15 minutos y 1 hora, según la parte del cuerpo afectada y si se utilizan imágenes.[74, 76]

Las áreas del cuerpo en las que con más frecuencia se utiliza una biopsia por aspiración con aguja fina para detectar cáncer incluyen la glándula tiroides, los ganglios linfáticos, las mamas, el hígado, los pulmones y la piel. Sin embargo, el procedimiento puede usarse en la mayoría de las áreas del cuerpo.[74]

Biopsia pulmonar por punción: Es un método para extraer un fragmento de tejido pulmonar para su análisis. Si se hace a través de la pared del tórax, se denomina biopsia pulmonar transtorácica, o aspiración transtorácica con aguja, o biopsia aspirativa percutánea con aguja. En una biopsia de aspiración de nódulos pulmonares, técnicas tales como la tomografía computada, la fluoroscopía y a veces el ultrasonido o la RMN, se usan a menudo para ayudar a guiar los instrumentos del radiólogo de intervención hasta el sitio del crecimiento anormal.[75, 76]

Preparación para el examen

No se debe comer durante 6 a 12 horas antes del examen. Seguir las instrucciones con respecto a no tomar ácido acetilsalicílico, antinflamatorios no esteroides (AINE) como aspirina, el ibuprofeno, o anticoagulantes como la warfarina por un período de tiempo antes del procedimiento. Consultar al especialista antes de cambiar o suspender cualquier medicamento. Dejar las joyas en casa y vestir ropa suelta y cómoda ya que se podría pedir usar una bata durante el examen.[74, 75, 76]

Sobre los equipos

La aguja que se utiliza para la biopsia generalmente posee varias pulgadas de largo. El barril posee aproximadamente el ancho de un sujetapapeles grande. La aguja es hueca de manera que pueda capturar la muestra de tejido.[75]

Una biopsia podría utilizar uno de los varios tipos de agujas que existen. Los usos comunes incluyen:[75]

- Una aguja fina adherida a una jeringa, más pequeña que las agujas generalmente utilizadas para extraer sangre.[75]

- Una aguja de núcleo, también llamada aguja automática, accionada por resorte, que consiste de una aguja interna conectada a una batea, o recipiente poco profundo, cubierta por una funda y adherida a un mecanismo accionado por resorte.[75]

- Un aparato asistido por vacío (VAD), que usa una bomba de vacío para ayudar a obtener pedazos grandes de tejido.[75]

El tejido obtenido durante la biopsia se envía entonces a un laboratorio para que un patólogo pueda analizarlo.[74] En un examen normal, los tejidos son normales y no hay cáncer ni proliferación de bacterias, virus u hongos si se realiza un cultivo.[76]

En los casos de CPCNP, el resultado de la biopsia determinará:

- El subtipo histológico de CPCNP (adenocarcinoma, cáncer de células grandes o carcinoma escamoso).

- El grado.

- La biología del tumor.[32, 74, 75]

Subtipo histológico

A pesar de que el método de tratamiento y el pronóstico son a menudo similares, el subtipo histológico del tumor puede influir en el tipo de tratamiento que recibirá. Debido a que ciertas terapias contra el cáncer han demostrado ser eficaces sólo en los pacientes con un determinado subtipo histológico.[32]

Grado:

El grado se basa en cuán diferente sea el aspecto que presentan las células tumorales con respecto a las células pulmonares normales y en la rapidez de su crecimiento. El grado será un valor entre uno y tres y reflejará la agresividad de las células del tumor; cuanto mayor sea el grado, más agresivo será el tumor.[32]

Pruebas biológicas del tumor

Deberá examinarse la presencia de determinadas mutaciones en el gen EGFR en muestras de tejido de CPCNP metastásico perteneciente al subtipo no escamoso. Aunque estas mutaciones son raras (aproximadamente representan el 10-12% de los casos de pacientes caucásicos con adenocarcinoma), la detección de una mutación en el gen EGFR tiene importantes implicaciones terapéuticas y pronósticas en pacientes con CPCNP metastásico. No se recomienda la prueba del gen EGFR en pacientes con diagnóstico de CCE, excepto en pacientes que nunca fueron fumadores, que dejaron de ser fumadores hace mucho tiempo o que fueron fumadores ligeros (índice paquete-año <15). También se debe analizar el tejido para detectar la presencia de una mutación específica (conocida como V600E) en el gen BRAF, ya que existen terapias para tratar los tumores con esta mutación. Las pruebas de rutina para la detección del reordenamiento del gen ALK y del gen ROS1 actualmente han pasado a ser un elemento estándar de atención médica y deben llevarse a cabo, si es posible, en paralelo con el análisis de la mutación del gen EGFR. El reordenamiento del gen ALK es más frecuente en personas que nunca han fumado, en personas con el subtipo de adenocarcinoma (5%) y en pacientes más jóvenes (menores de 50 años). La detección de reordenamientos del gen ALK tiene importantes implicaciones terapéuticas para los pacientes con CPCNP metastásico debido a la existencia de medicamentos dirigidos al gen ALK (por ejemplo, crizotinib, ceritinib y alectinib). Algunos inhibidores del gen ALK, incluido el crizotinib, también inhiben el gen ROS1, por lo que la presencia de reordenamientos del gen ROS1 también orienta las decisiones de tratamiento en el CPCNP metastásico.[32]

Ligando 1 de muerte programada (PD-L1): es una proteína celular que se cree está implicada en ayudar a que el tumor logre evadir la detección por parte el sistema inmunológico del cuerpo. La cantidad de PD-L1 presente en un tumor puede influir en la decisión de tratar el cáncer con inmunoterapia anti-PD-L1.[32]

Opciones de tratamiento del CPCNP

Las opciones para el tratamiento del CPCNP son el estándar de atención y los ensayos clínicos. "Estándar de atención" significa los mejores tratamientos conocidos. Por otra parte, un ensayo clínico es un estudio de investigación que prueba un nuevo enfoque al tratamiento; siendo una opción para tener en cuenta para el tratamiento y la atención en todos los estadios del cáncer.[30, 32, 64]

En la atención del cáncer, a menudo trabaja un equipo multidisciplinario, que incluyen una variedad de profesionales de la atención médica como: médico oncólogo, cirujanos, radiólogos, patólogos, biólogos moleculares, psico-oncólogos, auxiliares médicos, enfermeros profesionales, enfermeros de oncología, trabajadores sociales, farmacéuticos, asesores, dietistas, fisioterapeutas y otros.[32, 64]

Hay 5 formas principales de tratar el CPCNP:

- Cirugía: Su objetivo es la extirpación total del tumor pulmonar y los ganglios linfáticos cercanos del tórax. El tumor se debe extirpar con un borde circundante o margen de tejido pulmonar sano. Indicada si se éste se diagnostica en una etapa inicial. El tipo de operación que se le proponga dependerá del tamaño y la localización del cáncer. Pudiéndose usar los siguientes tipos de cirugía:[30, 32, 64, 66]
  - Lobectomía.
  - Resección en cuña.
  - Segmentectomía.
  - Neumonectomía.[32, 64, 66]

- Radioterapia: Es el uso de rayos X con alta potencia u otras partículas para destruir las células cancerosas. Al igual que la cirugía, este tipo de terapia no se puede utilizar para el tratamiento de un cáncer que se ha diseminado. La radioterapia solo destruye las células cancerosas que se encuentran directamente en el trayecto del haz de radiación. En su camino, también daña las células sanas. Por este motivo, no puede usarse para tratar grandes áreas del cuerpo.[30, 32, 64, 66]

- Quimioterapia: Es el uso de fármacos para destruir las células cancerosas, generalmente al evitar que las mismas crezcan, se dividan y produzcan más células. Se ha comprobado que mejora tanto la duración como la calidad de vida de las personas con cáncer de pulmón en todos los estadios. Los fármacos frecuentes que se usan para tratar el cáncer de pulmón incluyen 2 o 3 fármacos combinados o un fármaco administrado solo. Algunos fármacos frecuentes incluyen:[30, 32, 64, 66]

    - Carboplatino.
    - Cisplatino.
    - Docetaxel (Taxotere).
    - Etopósido.
    - Gemcitabina (Gemzar).
    - Nab-paclitaxel (Abraxane).
    - Paclitaxel (Taxol).
    - Pemetrexed (Alimta).
    - Vinorelbina (Navelbine).[64]

- Terapia dirigida: Es un tratamiento que apunta a las condiciones del tejido, las proteínas o los genes específicos del cáncer que contribuyen al crecimiento y la supervivencia del mismo. Este tipo de tratamiento bloquea el crecimiento y la diseminación de las células cancerosas y limita el daño a las células sanas.[30, 32, 64, 66]

- Inmunoterapia: También llamada terapia biológica, está diseñada para estimular las defensas naturales del cuerpo a fin de combatir el cáncer. Utiliza materiales producidos por el cuerpo o fabricados en un laboratorio para mejorar, dirigir o restaurar la función del sistema inmunitario.[32, 64, 66]

- Fármacos que bloquean la vía de la PD-1: Atezolizumab (Tecentriq), Durvalumab (Imfinzi), Cemiplimab-rwlc (Libtayo), Nivolumab (Opdivo), Pembrolizumab (Keytruda).
- Fármacos que bloquean la vía de la CTLA-4: Ipilimumab (Yervoy).[64]

- Terapia con láser y Terapia fotodinámica que utiliza un medicamento y un cierto tipo de luz láser para eliminar las células cancerosas.[14]

Se recomienda además valorar el tratamiento del CPCNP por estadios para desarrollar un plan de tratamiento específico según el estadio del cáncer y otros factores.[32, 64]

Los resultados del tratamiento estándar en los estadios avanzados son precarios y los pacientes en su mayoría, se evalúan para participar en ensayos clínicos, con el advenimiento de las terapias dirigidas con inhibidores de la tirosina kinasa como: Erlotinib, Gefitinib, Osimertinib, Alectinib y Crizotinib. Existen evidencias de supervivencias superiores a las existentes con el empleo de la quimioterapia sola.[15, 31]

Los ensayos clínicos surgen en la década de los 50 y ya en la década de los 80 Cuba tiene bien establecido el desarrollo de la biotecnología y la obtención de productos médicos farmacéuticos.[16]

Algunas definiciones

- Carcinogénesis: Carcinogénesis: Proceso por el cual las células normales se transforman en células cancerosas. También se llama carcinogénesis.[77]
- Pleomorfismo: Variación en el tamaño y la forma de las células o sus núcleos.[77] El indicador pleomorfismo nuclear se midió utilizando la opción circularidad de la aplicación imagen.[3]

Diseño metodológico

Se realizó una investigación de desarrollo, observacional, descriptiva y de corte transversal de las características morfométricas del núcleo celular, en láminas de BAAF de pacientes con diagnóstico de carcinoma del pulmón, del Hospital Clínico Quirúrgico Docente "Arnaldo Milián Castro", de Villa Clara, en el periodo comprendido de noviembre de 2018 a septiembre de 2022.

La población del estudio estuvo constituida por el total de estudios de BAAF de pulmón, con diagnósticos de: adenocarcinoma, cáncer de células grandes y carcinoma escamoso; del Departamento de Anatomía Patológica del Hospital "Arnaldo Milián Castro", perteneciente a la provincia de Villa Clara, en el período comprendido de enero del 2019 a diciembre de 2021; el total de las mismas según cada uno de los diagnósticos fue de 18, 6 y 25 respectivamente. La muestra coincidió con la población, seleccionándose por conveniencia para participar en la investigación a todos los pacientes diagnosticados durante el período estudiado.

Las láminas histológicas de las biopsias estudiadas constaron de una calidad adecuada en su preparación. Se solicitó autorización a la dirección del hospital para el uso de los datos (Anexo I).

Métodos, técnicas de obtención de los datos

Para dar cumplimiento a los objetivos del estudio se utilizaron los siguientes métodos teóricos, empíricos y estadísticos:

Teóricos:

- Analítico - sintético. Permitió obtener conocimientos generales y específicos acerca del cáncer de pulmón de células no pequeñas. Posibilitó además un conocimiento profundo de la información obtenida a partir de la bibliografía revisada; así como resumir los aspectos esenciales de la misma.

- Inductivo - deductivo. Se utilizó para realizar inferencias entre lo general y lo particular a partir de la información obtenida por los instrumentos utilizados, así como mediante la búsqueda bibliográfica que sirvió de fuente a esta investigación. Permitió determinar las diferencias de las características morfométricas de las células del parénquima pulmonar en el adenocarcinoma, el cáncer de células grandes y el carcinoma escamoso.

Estos métodos permitieron elaborar juicios y conclusiones de utilidad durante el desarrollo de la investigación.

Empíricos:

- Revisión documental: Se utilizó para la obtención de la información del diagnóstico histológico, número de caso, número de biopsia y fecha de realización del estudio; de las boletas de BAAF de pulmón realizadas en el departamento de Patología del hospital durante el período estudiado, y cuyas boletas tuvieron diagnósticos de adenocarcinoma, cáncer de células grandes y carcinoma escamoso, siendo estas registradas en el formulario de recolección de datos (Anexo II).

- Procedimientos histológicos: Una vez identificadas todas las láminas de pacientes con diagnósticos de adenocarcinoma, cáncer de células grandes y carcinoma escamoso, se procedió a un nuevo procesamiento de las mismas, con el fin de homogeneizar la muestra en cuanto a los cortes y la coloración. Los bloques de parafina obtenidos fueron cortados en un micrótomo vertical que permitió obtener cortes seriados de grosor uniforme; luego se colocaron en láminas histológicas y fueron coloreadas con la técnica de tinción de hematoxilina / eosina, apropiada para la realización de las observaciones morfométricas. Como técnicas de coloración se utilizó la técnica clásica de inclusión en parafina y coloración con hematoxilina / eosina.

- Observación - Medición: La observación morfológica de las láminas histológicas se realizó utilizando el microscopio óptico binocular OPTECH. Para efectuar la descripción morfométrica las imágenes fueron captadas con una cámara digital CANON Power Shot G11 acoplada al mismo utilizando una lente ocular de 10X y la lente objetiva de 40X, las que fueron digitalizadas. Las mediciones se efectuaron con el sistema morfométrico "Image J v1.53r", software de código abierto para el estudio y medición digital de imágenes del National Institutes of Health (2022). En cada microfotografía, se midieron 10 células en las que se observaron bien los nucléolos, estudiándose entonces 10 núcleos por cada microfotografía, para determinar cada variable morfométrica. La evaluación cuantitativa del estudio se basó en la realización de técnicas morfométricas indirectas que incluyeron 6 parámetros morfométricos: área nuclear, perímetro nuclear, circularidad del núcleo, diámetro nuclear mayor, diámetro nuclear menor y volumen nuclear. Realizándose entonces la mensuración de 60 parámetros por cada microfotografía, acumulando entonces 180 mensuraciones para el tipo histológico del adenocarcinoma, 60 mensuraciones para el cáncer de células grandes y 250 mensuraciones para el carcinoma escamoso, para un total de 490 mensuraciones realizadas. Para evitar los sesgos, las mediciones fueron ejecutadas por el mismo equipo de trabajo; con la consiguiente comprobación de las mismas, evitando los mínimos errores en la medición. Para recopilar las variables obtenidas se utilizó el mismo formulario de recolección de datos (Anexo II).

Estadísticos: Los métodos estadísticos permitieron la operacionalización de variables, construcción de escalas, uso de medidas de resumen, así como la representación de las mismas en tablas y gráficos estadísticos.

Operacionalización de las variables

1. Diagnóstico histológico (cualitativa nominal):

   - Definición Conceptual: Diagnóstico emitido por el patólogo y registrado en la boleta de biopsia de pulmón.

   - Definición Operacional: Según diagnóstico por las características histopatológicas del tejido observado se definieron 3 tipos histológicos.

   - Escala:
     o Adenocarcinoma.
     o Cáncer de células grandes.
     o Carcinoma escamoso.

2. Área nuclear (cuantitativa continua):

   - Definición Conceptual: Es la medida de la extensión de un plano comprendido de un determinado perímetro.

   - Definición Operacional: Se determinó según el contorno de los núcleos.

   - Escala: Micrómetros cuadrados (μm^2).

3. Perímetro nuclear (cuantitativa continua):

   - Definición Conceptual: Es la longitud del contorno de la figura que delimita el núcleo.

   - Definición Operacional: Se determinó contorneando los núcleos.

   - Escala: Micrómetros (μm).

4. Circularidad del núcleo (cuantitativa continua):

   - Definición Conceptual: Describe el grado de circularidad del núcleo. Los valores presentados que más se aproximan a uno indican mayor circularidad, los más alejados reflejan mayor grado de irregularidad en el contorno de los mismos.

- Definición Operacional: Se determinó con el contorno de los núcleos según la fórmula: (4 x π x Área) / Perímetro^2. Teniendo un valor de 1.00 cuando es un círculo perfecto y 0.00 si es una línea.
- Escala: Cantidad.

5. Diámetro nuclear mayor (cuantitativa continua):

- Definición Conceptual: Línea de máxima longitud que pasa por el centro y une dos puntos opuestos en una superficie dada.
- Definición Operacional: Se obtuvo según medición.
- Escala: Micrómetros (µm).

6. Diámetro nuclear menor (cuantitativa continua):

- Definición Conceptual: Línea de mínima longitud que pasa por el centro y une dos puntos opuestos en una superficie dada.
- Definición Operacional: Se obtuvo según medición.
- Escala: Micrómetros (µm).

7. Volumen nuclear (cuantitativa continua):

- Definición Conceptual: Volumen nuclear de las células epiteliales.
- Definición Operacional: Se determinó según cálculos del indicador volumen nuclear empleando la fórmula de Palkovits para núcleos ovoides:

$$V = \frac{\pi}{6} * A * B^2$$

Dónde:

A = Diámetro mayor.

B = Diámetro menor.

π = 3.1416.

- Escala: Micrómetros cuadrados (µm^3).

8. Tipo de circularidad del núcleo (cualitativa nominal dicotómica):

- Definición Conceptual: Describe el tipo de circularidad del núcleo determinada por su contorno.

- Definición Operacional: Según valor de la circularidad del núcleo, se crearon 2 categorías.
- Escala:
  - Igual a 1.
  - Menor que 1.

Procesamiento de datos y análisis de la información

El procesamiento de la información se realizó mediante el programa estadístico SPSS v25, Microsoft Excel 2010 y el editor de texto Microsoft Word 2010, en una computadora personal con sistema operativo Windows 11. La información estadística se presentó en forma de tablas y gráficos, mediante el empleo de distribuciones de frecuencias absolutas, por cientos y media aritmética ± desviación estándar. Para el análisis estadístico se utilizó estadística descriptiva con el cálculo de frecuencias y porcentajes, que permitió realizar la descripción de las variables morfométricas estudiadas a través de la utilización de las medidas de tendencia central, de posición y de dispersión tales como: media aritmética, mediana, cuartiles, valor mínimo, valor máximo y desviación estándar. En el análisis de la información de las variables cualitativas nominales se realizó la prueba estadística de Chi Cuadrado de Pearson para determinar si existía relación o asociación entre las variables. Se utilizó como nivel de significación estadística una $p < 0.05$. Se comprobó la normalidad de los datos a través de la prueba de bondad de ajuste Kolmogorov-Smirnov (con corrección de significación de Lilliefors), esta prueba resulta significativa cuando la significación del estadígrafo asociado es mayor que 0.05. La significación del estadígrafo de esta prueba fue menor de 0.05 para todas las variables morfométricas, o sea que las variables de esta población no seguían una distribución normal (Anexo V). Siendo entones necesario realizar el cálculo de la matriz de correlaciones entre estas variables cuantitativas continuas a través del Coeficiente de Correlación de Spearman (r) (Anexo VI). El rango de sus valores está dado por el intervalo $-1 \leq r \leq 1$ el cual se interpretó de la siguiente manera:

- -1 (Relación negativa perfecta).
- $-1 < r < -0,7$ (Relación negativa fuerte).
- $-0,7 \leq r \leq -0,3$ (Relación negativa moderada).
- $-0,3 < r < 0$ (Relación negativa débil).
- 0 (No existe correlación).
- $0 < r < 0,3$ (Relación positiva débil).
- $0,3 \leq r \leq 0,7$ (Relación positiva moderada).
- $0,7 < r < 1$ (Relación positiva fuerte).

- 1 (Relación positiva perfecta).

Una vez hallado el coeficiente de correlación de Spearman (r), se obtuvo la significación del coeficiente (p). Para la toma de la decisión estadística se prefijó un nivel de significación α de 0,05 donde:

- Si $p < α$, existe relación significativa entre las variables morfométricas estudiadas.
- Si $p ≥ α$, no existe relación significativa entre las variables morfométricas estudiadas.

Se determinó que la relación de la circularidad con el área nuclear resultó ser positiva débil, mientras con el resto de los parámetros morfométricos resultó ser negativa débil, y significativa en todos los casos, como se muestra en la Matriz de correlación de Spearman (Anexo VI). Se puede constatar además en este anexo como el coeficiente de correlación Rho de Spearman tomó valores de 0.469 a 0.979 en las relaciones entre el resto de los parámetros del núcleo celular de las láminas estudiadas. Siendo por tanto las relaciones entre el resto de los parámetros positivas moderadas o positivas fuertes; y todas estadísticamente significativas.

Para determinar si existían diferencias o no en la distribución de cada variable morfométrica entre los distintos tipos histológicos estudiados se aplicó la prueba no paramétrica H de Kruskall-Wallis, y se prefijó un nivel de significación de α de 0,05 donde:

- Si $p < α$, existen diferencias significativas entre los valores promedios de la variable morfométrica estudiada en los distintos tipos histológicos.
- Si $p ≥ α$, no existen diferencias significativas entre los valores promedios de la variable morfométrica estudiada en los distintos tipos histológicos.

El resultado de esta prueba fue significativo para todas las variables morfométricas estudiadas, rechazándose la H_0, afirmando entonces que si existían diferencias en la distribución de estas variables morfométricas entre los distintos tipos histológicos del estudio.

Se utilizó el editor de texto Microsoft Word 2010 para la confección del informe final y publicación de los resultados, para la presentación pública de los resultados de la investigación se utilizó el Microsoft PowerPoint 2010. Todos los análisis permitieron finalmente llegar a las conclusiones del estudio y ofrecer recomendaciones.

Aspectos éticos

Durante el desarrollo del presente estudio se cumplió con los principios de la ética en la investigación científica:

Principio del respeto / autonomía: Se pidió autorización (Anexo I) al Director del Hospital Clínico Quirúrgico Docente "Arnaldo Milián Castro". No se solicitó consentimiento informado en relación a los pacientes, pues solamente se recopiló información de fuentes secundarias, y se publicó el resultado final del grupo, no haciendo referencia a los datos individuales. Los datos personales y de identificación de los pacientes no serán publicados.

Principio de la beneficencia / no maleficencia: Se logró como beneficio la obtención del conocimiento científico sobre las características morfométricas del núcleo de las células del parénquima pulmonar en los diferentes tipos histológicos de carcinoma del pulmón, no ocasionando daños al paciente ya que no se manipuló el factor en estudio.

Los resultados del estudio no serán divulgados sin la debida autorización. La presente investigación antes de ser presentada fue avalada por el comité de ética y para su constancia se anexó Aval del Comité de Ética de la investigación (Anexo III).

Resultados

La muestra estudiada estuvo constituida por 49 láminas de BAAF de pulmón, con diagnósticos de: adenocarcinoma en 18 láminas, cáncer de células grandes en 6 láminas y carcinoma escamoso en 25 láminas; realizadas en el Departamento de Anatomía Patológica del Hospital "Arnaldo Milián Castro" y que representaron el 36.7, 12.3 y 51 por ciento respectivamente. A las mismas se le realizaron un total de 490 mediciones y cada una de estas aportó 6 parámetros morfométricos entre los cuales se encontraron: área nuclear, perímetro nuclear, diámetro nuclear mayor, diámetro nuclear menor, circularidad del núcleo y volumen nuclear.

Tabla No. 1. Medidas de resumen según parámetros morfométricos del núcleo celular.

Parámetro morfométrico	Medidas de resumen	Valor
Área Nuclear (μm^2)	Mínimo	5.75
	Máximo	103.99
	Media	54.68
	DE	17.83
Perímetro nuclear (μm)	Mínimo	9.04
	Máximo	40.70
	Media	27.15
	DE	4.81
Diámetro nuclear mayor (μm)	Mínimo	3.25
	Máximo	19.16
	Media	7.07
	DE	3.22
Diámetro nuclear menor (μm)	Mínimo	1.01
	Máximo	11.49
	Media	4.13
	DE	1.65
Circularidad del núcleo	Mínimo	0.54
	Máximo	1.00
	Media	0.91
	DE	0.10
Volumen nuclear (μm^3)	Mínimo	7.01
	Máximo	794.25
	Media	91.75
	DE	121.41

En la Tabla No. 1 se observa un resumen descriptivo de los parámetros morfométricos estudiados. El área nuclear de las células estudiadas tuvo un valor mínimo de 5.75 μm^2, un máximo de 103.99 μm^2, una media de 54.68 μm^2 y una desviación estándar de 17.83 μm^2. El perímetro celular osciló entre 9.04 y 40.7 μm con una media de 27.15 μm y una desviación estándar de 4.81 μm. El diámetro nuclear mayor oscilo entre los 3.25 y 19.16 μm, con una media de 7.07 μm y una desviación estándar de 3.22 μm. El diámetro nuclear menor tuvo valores entre los

1.01 y 11.49 µm, con una media de 4.13 µm y una desviación estándar de 1.65 µm. La circularidad del núcleo tuvo valores entre 0.54 y 1, con una media y desviación estándar de 0.91±0.10.El volumen nuclear osciló entre los 7.01 y 794 µm3, con una media de 91.75 µm3 y una desviación estándar de 121.41 µm3.

Gráfico No. 1. Diagrama de cajas del área nuclear según diagnóstico histológico.

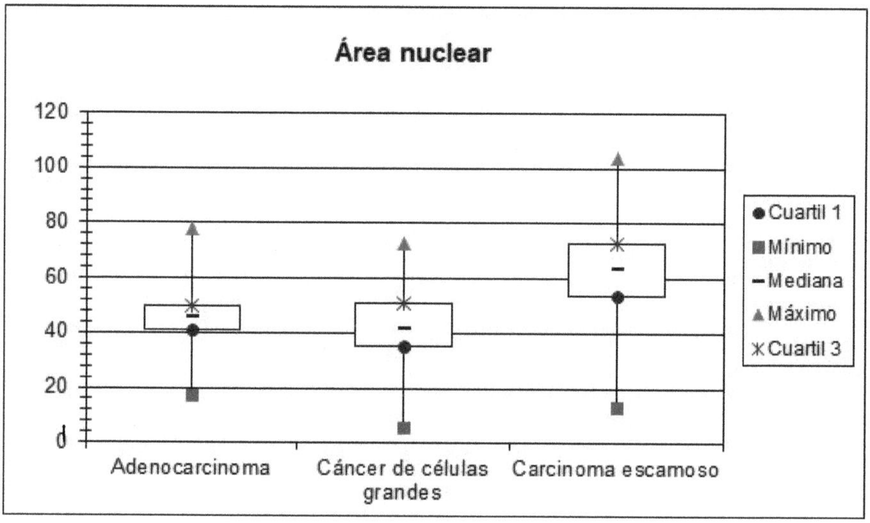

Fuente: Anexo VII Medidas descriptivas de resumen.
Kruskal-Wallis p<0.001.

En el Gráfico No. 1 se observa un diagrama de cajas y bigotes del área nuclear según diagnóstico histológico. El valor mínimo del área nuclear se encontró en el tipo celular de cáncer de células grandes, mientras que el valor máximo se encontró en el carcinoma escamoso, siendo estos valores de 5.75 y 103.99 µm^2 respectivamente. Los valores de este parámetro oscilaron de 17.48 a 77.98 µm^2 en el adenocarcinoma, de 5.75 a 72.69 µm^2 en el cáncer de células grandes y de 13.34 a 103.99 µm^2 en el carcinoma escamoso. Las cajas, delimitadas por los valores del cuartil 1 y 3, representan como el 50 por ciento de las mediciones del área nuclear se encontraba comprendida en este rango de valores, siendo los mismos de: 40.88 a 49.49 µm^2 para el tipo histológico adenocarcinoma (con una media de 46.18 µm^2), de

35.14 a 50.70 µm^2 para el tipo histológico de cáncer de células grandes (con una media de 40.03 µm^2) y de 53.93 a 72.61 µm^2 en el carcinoma escamoso (con una media de 64.32 µm^2). La desviación estándar de este parámetro según tipos histológicos adenocarcinoma, cáncer de células grandes y carcinoma escamoso fueron de 10.93, 16.5 y 16.63 µm^2. Resultando muy similar la desviación estándar de las medidas del área nuclear del cáncer de células grandes y la del carcinoma escamoso, ambas mayores que la observada en el adenocarcinoma. Se hace notable en el gráfico la cercanía de los valores del cuartil 3 para los diagnósticos de adenocarcinoma y cáncer de células grandes. Existieron diferencias significativas en la distribución del área nuclear para los distintos diagnósticos histológicos (p<0.001).

Gráfico No. 2. Diagrama de cajas del perímetro nuclear según diagnóstico histológico.

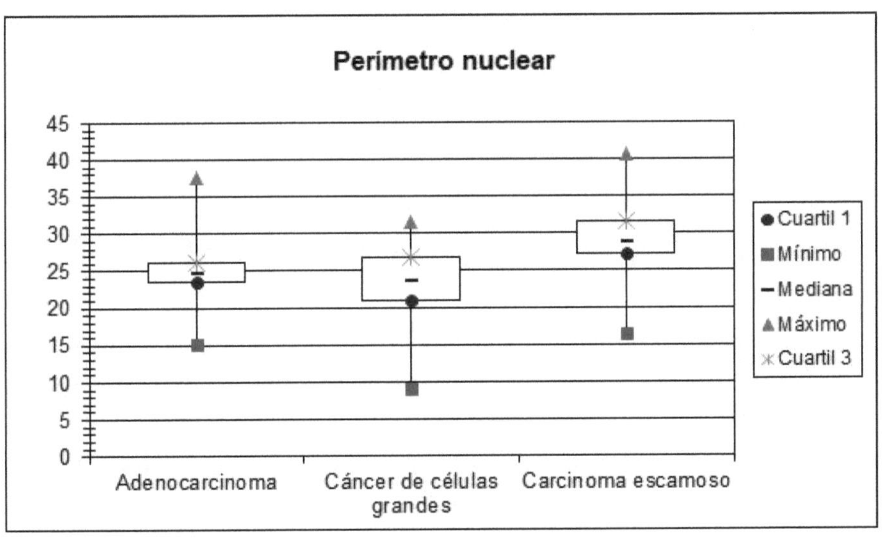

Fuente: Anexo VII Medidas descriptivas de resumen.
Kruskal-Wallis p<0.001.

En el Gráfico No. 2 se observa un diagrama de cajas y bigotes del perímetro nuclear según diagnóstico histológico. Los valores mínimo y máximo de toda la muestra coinciden con los perímetros de núcleos pertenecientes a láminas con diagnóstico cáncer de células grandes y del carcinoma escamoso, con valores de 9.04 y 40.70 µm respectivamente. De manera muy semejante al gráfico anterior, en este se hace notar la cercanía en los valores del cuartil 3 de la muestra para los tipos histológicos de adenocarcinoma y cáncer de células grandes, con valores de 26.24 y 26.75 µm respectivamente. La desviación estándar del tipo adenocarcinoma resultó la menor de este parámetro morfométrico, siendo de 3.43 µm, las desviaciones estándar del tipo del carcinoma escamoso y del cáncer de células grandes resultaron ser de 4.05 y 5.62 µm respectivamente, siendo esta última la mayor de todos los diagnósticos histológicos. Pudiendo constatarse que la amplitud de la caja del cáncer de células grandes es notablemente mayor. El 50 por ciento de las mediciones del perímetro nuclear se encontraba comprendida entre los valores de: 23.69 a 26.24 µm para el tipo adenocarcinoma, de 21.05 a 26.75 µm para el tipo del cáncer de células grandes y de 27.16 a 31.60 µm en el carcinoma escamoso, con una media aritmética de 25.18, 22.9 y 29.58 µm respectivamente. Existieron diferencias significativas en la distribución del perímetro nuclear para los distintos diagnósticos histológicos (p<0.001).

Gráfico No. 3. Diagrama de cajas del diámetro nuclear mayor según diagnóstico histológico.

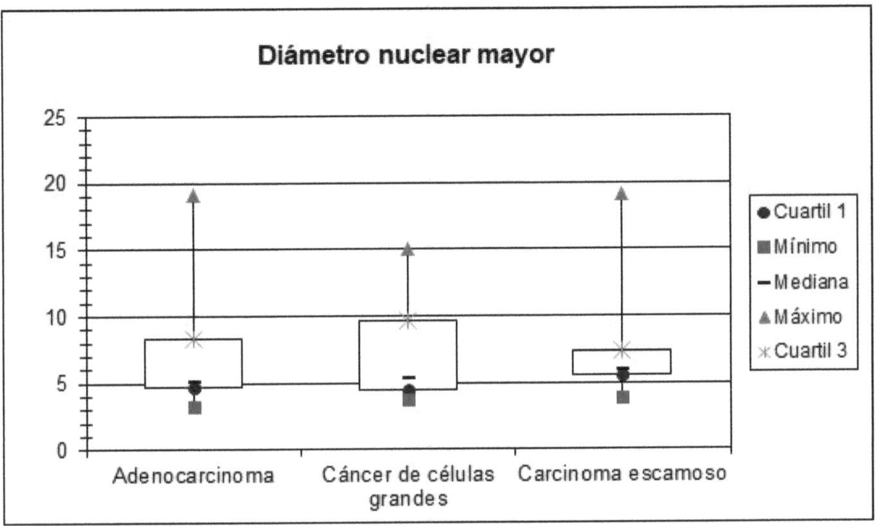

Fuente: Anexo VII Medidas descriptivas de resumen.
Kruskal-Wallis p<0.001.

En el Gráfico No. 3 se observa un diagrama de cajas y bigotes del diámetro nuclear mayor según diagnóstico histológico. El valor mínimo se observó en láminas del tipo adenocarcinoma y fue de 3.25 µm, el valor máximo fue de 19.16 µm y se midió en un núcleo correspondiente al diagnóstico de carcinoma escamoso. Las desviaciones estándar de los valores del diámetro nuclear mayor en el tipo adenocarcinoma y del tipo del cáncer de células grandes fueron muy similares, teniendo valores de 3.34 y 3.36 µm respectivamente. La menor desviación estándar le correspondió al tipo del carcinoma escamoso, donde fue de 3.09 µm. El 50 por ciento de las mediciones del diámetro nuclear mayor se encontró entre valores de: 4.73 a 8.33 µm para el tipo adenocarcinoma, de 4.51 a 9.66 µm para el tipo de cáncer de células grandes y de 5.60 a 7.38 µm en el carcinoma escamoso. Las medias aritméticas de este parámetro fueron de 6.77, 7.24 y 7.25 µm respectivamente. En cuanto a la dimensión de las cajas resulta muy notable como la dimensión correspondiente al tipo de cáncer de células grandes es superior a la del adenocarcinoma y la del tipo de carcinoma escamoso. Existieron diferencias significativas en la distribución del diámetro nuclear mayor para los distintos diagnósticos histológicos (p<0.001).

Gráfico No. 4. Diagrama de cajas del diámetro nuclear menor según diagnóstico histológico.

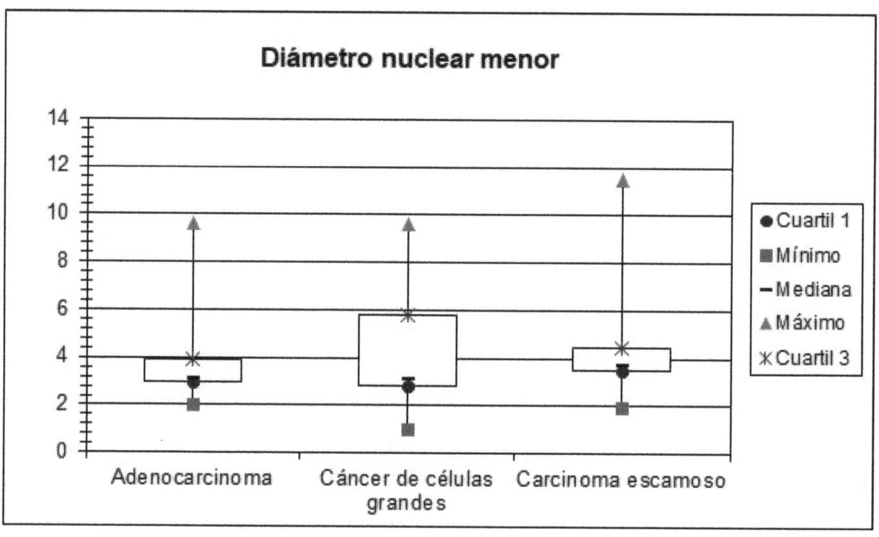

Fuente: Anexo VII Medidas descriptivas de resumen.
Kruskal-Wallis p<0.001.

En el Gráfico No. 4 se observa un diagrama de cajas y bigotes del diámetro nuclear menor según diagnóstico histológico. El valor mínimo de este parámetro morfométrico se encuentra en las células del tipo de cáncer de células grandes, mientras que el valor máximo se encuentra en el tipo del carcinoma escamoso, siendo estos valores de 1.01 y 11.49 μm respectivamente. El 50 por ciento de las mediciones del diámetro nuclear menor se encontró comprendida entre los valores de: 2.95 a 3.88 μm (con Media±DE=3.87±1.57 μm) para el tipo adenocarcinoma, de 2.82 a 5.79 μm (con Media±DE=4.24±2.07 μm) para el tipo del cáncer de células grandes y de 3.50 a 4.46 μm (con Media±DE=4.29±1.58 μm) en el carcinoma escamoso. Teniendo la mayor desviación estándar para este parámetro el tipo de cáncer de células grandes. Existieron diferencias significativas en la distribución del diámetro nuclear menor para los distintos diagnósticos histológicos (p<0.001).

Tabla No. 2. Distribución del tipo de circularidad del núcleo según diagnóstico histológico.

Diagnóstico histológico	Tipo de circularidad					
	Igual a 1		Menor que 1		Total	
	No	%	No	%	No	%
Adenocarcinoma	34	6.9	146	29.8	180	36.7
Cáncer de células grandes	14	2.9	46	9.4	60	12.3
Carcinoma escamoso	53	10.8	197	40.2	250	51
Total	101	20.6	389	79.4	490	100

Chi Cuadrado=0.651. p=0.722.

En la Tabla No. 2 se observa una distribución de frecuencias del tipo de circularidad del núcleo según diagnóstico histológico, encontrándose una circularidad igual a 1 en apenas el 20.6 por ciento de la muestra estudiada, y con circularidad menor que 1 en el 79.4 por ciento restante. La razón entre núcleos con circularidad menor que uno y de circularidad igual 1 resultó ser mayor en el adenocarcinoma con un valor de 4.3; y siendo de 3.3 en el cáncer de células grandes y de 3.7 en el carcinoma escamoso. La relación entre estas variables no fue estadísticamente significativa (p=0.722).

En el Anexo VII se muestra como los valores de la circularidad del núcleo oscilaron entre los 0.54 y 1 para el tipo del adenocarcinoma, entre 0.66 y 1 para el cáncer de células grandes y entre 0.56 y 1 para el carcinoma escamoso; con desviaciones estándar de 0.1, 0.09 y 0.1 respectivamente. Los valores de la media aritmética fueron de 0.91 para cada uno de los diagnósticos histológicos estudiados. Su relación con el área nuclear resultó ser positiva débil, mientras con el resto de los parámetros morfométricos resultó ser negativa débil, y significativa en todos los casos, como se muestra en la Matriz de correlación de Spearman (Anexo VI).

En el Anexo VI se puede constatar además como el coeficiente de correlación Rho de Spearman tomó valores de 0.469 a 0.979 en las relaciones entre el resto de los parámetros del núcleo celular de las láminas estudiadas. Siendo por tanto las relaciones entre el resto de los parámetros: positivas moderadas o positivas fuertes. El menor valor de este coeficiente se encontró en la relación entre el área nuclear y el diámetro nuclear mayor (Rho=0.469), mientras que la relación más fuerte se encontró entre el diámetro menor y el volumen nuclear (Rho=0.979).

Gráfico No. 5. Valores promedio del volumen nuclear según diagnóstico histológico.

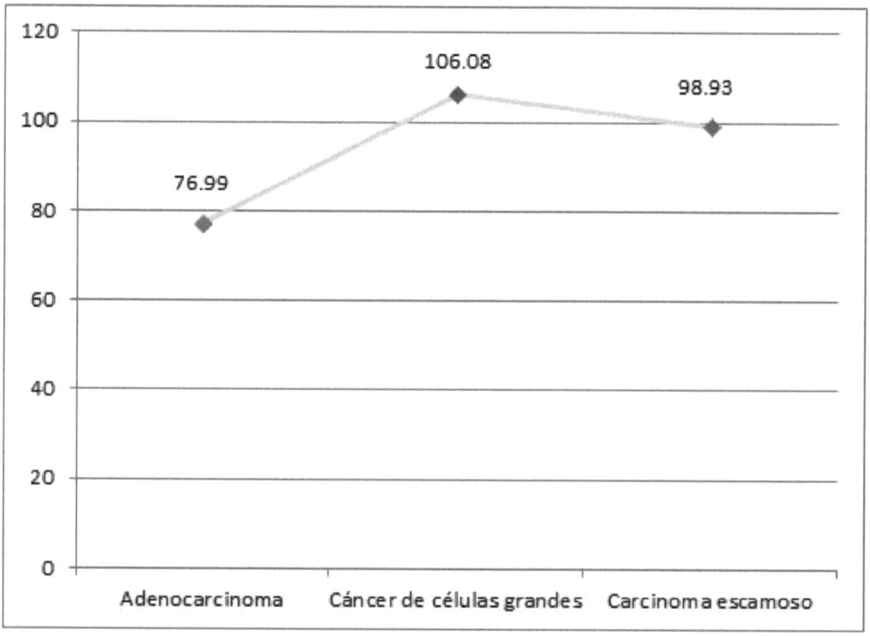

Fuente: Anexo VII Medidas descriptivas de resumen.
Kruskal-Wallis p<0.001.

En el Gráfico No. 5 muestran los valores promedio del volumen nuclear según diagnóstico histológico, encontrando que el promedio mayor correspondía al tipo histológico del cáncer de células grandes con una media aritmética de 106.08 μm^3 y una desviación estándar de 120.71 μm^3, seguido del carcinoma escamoso y el adenocarcinoma con cifras de Media±DE que fueron de 98.93±134.9 μm³ y 76.99±98.94 μm³ respectivamente. Los valores de este parámetro oscilaron entre 7.01 y 466.15 μm³ en el adenocarcinoma, entre 7.56 y 466.15 μm³ en cáncer de células grandes y entre 7.01 y 794 μm³ en el carcinoma escamoso; notándose como a pesar de coincidir casi perfectamente los intervalos del mismo para los tipos del adenocarcinoma y del cáncer de células grandes el primero resulta tener la media aritmética menos mientras el segundo resulta ser el de mayor media aritmética. Por otra parte, se observan los mayores valores en el tipo histológico del carcinoma escamoso y su media aritmética resulta en un valor intermedio. Se puede afirmar que existieron diferencias significativas en la distribución del volumen nuclear para los distintos diagnósticos histológicos (p<0.001).

Discusión

La muestra estudiada estuvo constituida por el total de estudios de BAAF de pulmón realizadas en el del Departamento de Anatomía Patológica del Hospital "Arnaldo Milián Castro", perteneciente a la provincia de Villa Clara. Resultando un total de 49 láminas, cuyo diagnóstico más frecuente fue el de carcinoma escamoso en el 51 por ciento de los casos, seguido del adenocarcinoma en el 36.7 por ciento y del cáncer de células grandes en el 12.3 por ciento. Coincidiendo con los datos del estudio de Cagle (Texas, 1992)[51], en una muestra de 46 pacientes con cáncer de pulmón de células no pequeñas se encontró que predominaron también los casos del tipo histológico carcinoma escamoso, seguido del adenocarcinoma y del cáncer de células grandes. Los resultados del presente estudio coinciden en cuanto al predominio en la frecuencia de los diagnósticos con los resultados del estudio de Acosta Sánchez (Santiago de Cuba - Cuba, 2020)[9] sobre aspectos broncoscópicos e histológicos en pacientes con cáncer de pulmón, donde resultó que el tipo histológico más frecuente fue también el carcinoma escamoso, presente en el 67.8 por ciento de los casos del mencionado estudio. También coinciden parcialmente con las cifras de la Asociación de Neumología y Cirugía Torácica del Sur[29] y la European Society for Medical Oncology[32]; cuyas estadísticas sugieren que el diagnóstico de adenocarcinoma que representa alrededor del 40 por ciento de todos los cánceres de pulmón, el carcinoma de células escamosas de un 25 - 30 por ciento y el carcinoma de células grandes del 10 - 15 por ciento. A pesar de no coincidir totalmente en cuanto al orden si se encontraron cifras similares en cuanto los tipos del adenocarcinoma y el cáncer de células grandes.

No coincidiendo con los resultados del estudio de Rodríguez Serret (Santiago de Cuba - Cuba, 2018)[11], sobre una caracterización clínica, tomográfica e histopatológica de pacientes con cáncer de pulmón, donde se encontró que predominó el diagnóstico del tipo histológico de adenocarcinoma, presente en el 57.4 por ciento de los casos, seguido del carcinoma de células grandes y del escamoso presentes en el 18 y 9.8 por ciento respectivamente. No coincidiendo tampoco con los resultados del estudio de Ramos Socarras (Granma - Cuba, 2019)[68], sobre la utilidad de la BAAF guiada por tomografía en el diagnóstico de lesiones pulmonares sugestivas de cáncer, donde se encontró que predominó el diagnóstico del tipo celular adenocarcinoma presente en el 51.3 por ciento de los casos estudiados.

En la Tabla No. 1 se observa un resumen descriptivo de los parámetros morfométricos estudiados, encontrándose que el promedio de los mismos fue de: área nuclear (54.68 μm^2), perímetro nuclear (27.15 μm), diámetro nuclear mayor (7.07 μm), diámetro nuclear menor (4.13 μm), circularidad del núcleo (0.91) y el volumen nuclear (91.75 μm^3). Coincidiendo con el estudio de Cagle[51] sobre cáncer pulmonar de células no pequeñas, donde se obtuvieron promedios similares para el grupo de pacientes vivos diagnosticados durante el estudio en los todos los parámetros morfométricos estudiados, tales como: área nuclear (41.27 μm^2), perímetro nuclear (24.23 μm), diámetro nuclear mayor (8.34 μm), diámetro nuclear menor (5.55 μm) y circularidad del núcleo (0.87). Las mayores coincidencias se encontraron con los resultados del estudio de Grass Hernández (Holguín - Cuba, 2016)[3], sobre la caracterización clínica y morfoestereológica de tumores malignos epiteliales de pulmón diagnosticados por biopsia aspirativa con aguja fina, donde se encontraron similitud en los valores medios del grupo de pacientes con cáncer pulmonar de células no pequeñas en los parámetros morfométricos siguientes: área nuclear (58.56 μm^2), perímetro nuclear (28.41 μm) y circularidad del núcleo (0.88); encontrando por otro lado diferencias en cuanto al valor promedio del volumen nuclear de dicho estudio que resultó ser de 490.65 μm^3, pero a su vez el mismo con una desviación estándar de 185.24 μm^3, lo cual resultó ser una cifra relativamente cercana a la desviación estándar obtenida en el presente estudio (121.41 μm^3) según criterios de la autora del mismo, que aclara que dicho parámetro resulta ser el de mayor variabilidad en la presente investigación, tomando valores entre los 7.01 y 794.25 μm^3, lo cual claramente pudiera explicar dichas diferencias. Y agrega la autora, que la fórmula utilizada en ambos estudios para estimar dicho parámetro resultó ser la misma. Se encontraron coincidencias además con el estudio de Cabrera Roche (Villa Clara - Cuba, 2018)[5], sobre carcinoma de células renales donde se obtuvieron promedios similares para la media de todos los parámetros morfométricos de los 3 tipos histológicos de dicho estudio, siendo estos: área nuclear (44.91 µm²), perímetro nuclear (23.68 µm), diámetro nuclear mayor (8.17 µm), diámetro nuclear menor (6.57 µm) y circularidad del núcleo (0.85).

No coincidiendo con los resultados encontrados en el estudio de Díaz Rojas (Holguín - Cuba, 2004)[7], sobre el área nuclear como indicador diagnóstico en el carcinoma ductal de la mama, donde se encontró que el área nuclear tuvo una media de 35.38 µm² y no se estudiaron otros parámetros. Los resultados del presente estudio tampoco coincidieron con los el estudio de Oro Pozo (Camagüey - Cuba, 2020)[50], sobre los indicadores morfométricos del melanoma maligno de piel, en el cual se encontró que los valores promedio del área nuclear y volumen nuclear fueron de 27.56 µm² y 692.89 µm³ respectivamente, siendo mucho más pequeña la media del área nuclear que en la presente investigación, mientras que la media del volumen nuclear resultó ser mucho mayor. La autora atribuye dicha desproporción al uso de otra fórmula para la estimación del volumen nuclear en la citada investigación.

Las variables morfométricas estudiadas presentaron una amplia variabilidad entre tanto entre los distintos diagnósticos histológicos de cáncer de pulmón de células no pequeñas como entre los diferentes tipos de neoplasias.

En el Gráfico No. 1 se observa un diagrama de cajas y bigotes del área nuclear según diagnóstico histológico. La media de este parámetro resultó ser de 46.18 µm² para el tipo histológico del adenocarcinoma, de 40.03 µm² para el cáncer de células grandes y de 64.32 µm² en el carcinoma escamoso. Coincidiendo con los resultados del estudio de Cagle[51], donde la media de este parámetro para los tipos celulares fue de 40.42 µm² para el tipo histológico del adenocarcinoma, de 37.11 µm² para el cáncer de células grandes y de 43.57 µm² en el carcinoma escamoso. A pesar de encontrarse una diferencia mayor en cuanto a la media de área nuclear del tipo celular escamoso, que en el estudio de Cagle[51] resultó ser mucho menor que en el presente estudio, el orden fue el mismo, encontrando que entre los tipos histológicos de cáncer pulmonar de células no pequeñas la media de las áreas resultó mayor en el tipo escamoso, seguida del tipo de cáncer de células grandes y del adenocarcinoma respectivamente. En un estudio de Artacho Pérula (Córdoba, 2000)[56] sobre morfometría de la hiperplasia adenomatosa atípica y el cáncer de próstata, la media del área nuclear resultó ser de 43.95 µm² en el adenocarcinoma próstata, coincidiendo con los valores encontrados en el tipo histológico de adenocarcinoma pulmonar del presente estudio. En otro estudio morfométrico de Artacho Pérula (Córdoba, 2000)[55], sobre la hiperplasia y el carcinoma ductal de mama, se puede encontrar que la media del área nuclear para el carcinoma intraductal y el carcinoma ductal infiltrante bien diferenciado fue de 51.82 y 37.94 µm² respectivamente. Coincidiendo parcialmente con los valores obtenidos en el tipo histológico del carcinoma escamoso del presente estudio, dado que precisamente en el primero de estos se encontraron los valores más altos del área nuclear, como sucedió en el presente estudio, donde los parámetros del carcinoma escamoso también resultaron ser los mayores entre los tres tipos histológicos estudiados.

No coincidiendo con los resultados del estudio de Cabrera Roche[5], donde la media del área nuclear para los tipos histológicos del carcinoma de células claras, carcinoma papilar y carcinoma cromófobo fueron de 38.38, 36.45 y 59.90 µm² respectivamente, no coincidiendo ninguno de estos con dicho parámetro en el tipo histológico del carcinoma escamoso del presente estudio

Concluye la autora que existieron diferencias significativas en la distribución del área nuclear para los distintos diagnósticos histológicos estudiados.

En el Gráfico No. 2 se observa un diagrama de cajas y bigotes del perímetro nuclear según diagnóstico histológico. La media de este parámetro resultó ser de 25.18 µm para el tipo histológico del adenocarcinoma, de 22.9 µm para el cáncer de células grandes y de 29.58 µm en el carcinoma escamoso. Coincidiendo con los resultados del estudio de Cagle[51], donde la media de este parámetro para los tipos celulares fue de 24.11 µm para el tipo histológico del adenocarcinoma, de 22.80 µm para el cáncer de células grandes y de 24.85 µm en el carcinoma escamoso. Las diferencias encontradas en cuanto a la media de este parámetro morfométrico entre los tipos histológicos de cáncer pulmonar de células no pequeñas estudiados resultó ser muy pequeña. Con este estudio Cagle[51] coincide el presente en que los mayores promedios del perímetro nuclear se encontraron en el tipo de diagnóstico histológico de carcinoma escamoso, seguida del tipo del adenocarcinoma y del cáncer de células grandes respectivamente. En un estudio de Artacho Pérula[56] sobre morfometría de la hiperplasia adenomatosa atípica y el cáncer de próstata, la media del perímetro nuclear resultó ser de 25.62 µm en el adenocarcinoma próstata, coincidiendo con los valores encontrados en el tipo histológico de adenocarcinoma pulmonar del presente estudio. En otro estudio morfométrico de Artacho Pérula[55], sobre la hiperplasia y el carcinoma ductal de mama, se puede encontrar que la media del perímetro nuclear para el carcinoma intraductal y el carcinoma ductal infiltrante bien diferenciado fue de 31.72 y 24.79 µm respectivamente. Coincidiendo parcialmente con los valores obtenidos en el tipo histológico del carcinoma escamoso del presente estudio, dado que precisamente en el primero de estos se encontraron los valores más altos del perímetro nuclear, como sucedió en el presente estudio, donde los parámetros del carcinoma escamoso también resultaron ser los mayores entre los tres tipos histológicos estudiados.

No coincidiendo con los resultados del estudio de Cabrera Roche[5], donde la media del perímetro nuclear para los tipos histológicos del carcinoma de células claras, carcinoma papilar y carcinoma cromófobo fueron de 21.54, 21.90 y 27.60 µm respectivamente, no coincidiendo ninguno de estos con dicho parámetro en el tipo histológico del carcinoma escamoso del presente estudio, a pesar de que los resultados obtenidos en el tipo celular del carcinoma cromófobo si tuvieron cifras muy cercanas.

En la distribución del perímetro nuclear para los distintos diagnósticos histológicos estudiados existieron diferencias significativas, constatados además en otros estudios.

En el Gráfico No. 3 se observa un diagrama de cajas y bigotes del diámetro nuclear mayor según diagnóstico histológico. La media de este parámetro resultó ser de 6.77 µm para el tipo histológico del adenocarcinoma, de 7.24 µm para el cáncer de células grandes y de 7.25 µm en el carcinoma escamoso. Coincidiendo con los resultados de un solo tipo histológico del estudio de Cagle[51], donde la media de este parámetro para los tipos celulares fue de 8.21 µm para el tipo histológico del adenocarcinoma, de 7.79 µm para el cáncer de células grandes y de 8.64 µm en el carcinoma escamoso. Encontrándose coincidencias en apenas el tipo de diagnóstico histológico del cáncer de células grandes. También encontrándose diferencias en cuanto al orden, a pesar que para ambos estudios las mayores cifras se encontraron en el tipo del carcinoma escamoso, no coincidieron en orden los otros tipos histológicos del presente estudio con los de este estudio de Cagle[51]. Coincidiendo discretamente con los resultados del estudio de Cabrera Roche[5], donde la media del diámetro nuclear mayor para los tipos histológicos del carcinoma de células claras, carcinoma papilar y carcinoma cromófobo fueron de 7.56, 7.55 y 9.40 µm respectivamente, coincidiendo este parámetro en los dos primeros tipos histológicos de dicho estudio, solo con diferencias notables en el tipo histológico del carcinoma cromófobo. En un estudio de Artacho Pérula[56] sobre morfometría de la hiperplasia adenomatosa atípica y el cáncer de próstata, la media del diámetro nuclear mayor resultó ser aproximadamente 9.32 µm en el adenocarcinoma próstata, no coincidiendo con los valores encontrados en el tipo histológico de adenocarcinoma pulmonar del presente estudio. En otro estudio morfométrico de Artacho Pérula[55], sobre la hiperplasia y el carcinoma ductal de mama, se puede encontrar que la media del diámetro nuclear mayor para el carcinoma intraductal y el carcinoma ductal infiltrante bien diferenciado se estimó que fue de 10.51 y 9.39 µm respectivamente, no coincidiendo tampoco con los valores obtenidos en el tipo histológico del carcinoma escamoso del presente estudio.

En la distribución del diámetro nuclear mayor para los distintos diagnósticos histológicos estudiados, según la opinión de la autora existieron diferencias significativas notables.

En el Gráfico No. 4 se observa un diagrama de cajas y bigotes del diámetro nuclear menor según diagnóstico histológico. La media de este parámetro resultó ser de 3.87 µm para el tipo histológico del adenocarcinoma, de 4.24 µm para el cáncer de células grandes y de 4.29 µm en el carcinoma escamoso. Se encontraron coincidencias parciales con los resultados del estudio morfométrico de Artacho Pérula[55], sobre la hiperplasia y el carcinoma ductal de mama, se puede encontrar que la media del diámetro nuclear menor para el carcinoma intraductal y el carcinoma ductal infiltrante bien diferenciado fue de 5.15 y 4.04 µm respectivamente. Coincidiendo discretamente con este último valor el tipo histológico del carcinoma escamoso del presente estudio, dado que precisamente se encontraron valores más bajos del diámetro nuclear menor, en la presente investigación, para los tres tipos histológicos estudiados.

No coincidiendo con los resultados del estudio de Cagle[51], donde la media de este parámetro para los tipos celulares fue de 5.50 µm para el tipo histológico del adenocarcinoma, de 5.37 µm para el cáncer de células grandes y de 5.65 µm en el carcinoma escamoso. La mayor diferencia en cuanto a la media del diámetro nuclear menor resultó ser en el tipo celular del adenocarcinoma, que en el estudio de Cagle[51] resultó ser mayor que en el presente estudio. Coincidiendo discretamente en cuanto al orden, encontrándose que las mayores cifras se correspondían al tipo histológico del carcinoma escamoso, no coincidiendo en cuanto al orden los dos tipos histológicos restantes. En el estudio de Artacho Pérula[56] sobre morfometría de la hiperplasia adenomatosa atípica y el cáncer de próstata, la media del diámetro nuclear menor que se estimó fue de 5.60 µm en el adenocarcinoma próstata, no coincidiendo tampoco con los valores encontrados en el tipo histológico del adenocarcinoma pulmonar del presente estudio.

No coincidiendo con los resultados del estudio de Cabrera Roche[5], donde la media del diámetro nuclear menor para los tipos histológicos del carcinoma de células claras, carcinoma papilar y carcinoma cromófobo fueron de 5.83, 5.80 y 8.08 µm respectivamente, no coincidiendo ninguno de estos con dicho parámetro en el tipo histológico del carcinoma escamoso del presente estudio.

En la distribución del diámetro nuclear menor para los distintos diagnósticos histológicos estudiados también existieron diferencias significativas, según los criterios de la autora, contratados con los resultados de otros estudios.

En la Tabla No. 2 se observa una distribución de frecuencias del tipo de circularidad del núcleo según diagnóstico histológico, encontrando que predominó ampliamente el tipo de circularidad menor que 1 para todos los tipos histológicos estudiados. La circularidad tuvo una media de 0.91 para cada uno de los tipos celulares estudiados y una desviación estándar de 0.1. Coincidiendo cercanamente con los valores obtenidos en el ya mencionado estudio de Grass Hernández[3], sobre tumores malignos epiteliales de pulmón diagnosticados por BAAF, en el cual se encontró una circularidad de 0.88, con una desviación estándar de 0.04, concluyendo también los autores de ese estudio que fue el parámetro con menor variabilidad. Coincidiendo también cercanamente con los resultados del estudio de Cagle[51], donde la media de la circularidad para los tipos celulares de cáncer de pulmón de células no pequeñas fue de 0.86 para el tipo histológico del adenocarcinoma, de 0.88 para el cáncer de células grandes y de 0.87 en el carcinoma escamoso, con desviaciones estándar de 0.03, 0.01 y 0.02 respectivamente. Se encontraron discretas coincidencias con los resultados del estudio de Cabrera Roche[5], donde la media de la circularidad para los tipos histológicos del carcinoma de células claras, carcinoma papilar y carcinoma cromófobo fueron de 0.87, 0.85 y 0.82, con desviaciones estándar de 0.04, 0.05 y 0.04 respectivamente, coincidiendo apenas cercanamente el valor de dicho parámetro para el carcinoma de células claras con el tipo histológico del carcinoma escamoso del presente estudio.

No coincidiendo con los resultados del estudio de Oro Pozo[50], sobre los indicadores morfométricos del melanoma maligno de piel, donde la media aritmética de la circularidad fue de 0.79. Sin embargo al presentar una desviación estándar de 0.06, es posible concluir que también resultó ser el parámetro de menor variabilidad de dicho estudio. No coincidiendo con los resultados del estudio de Artacho Pérula[56] sobre morfometría de la hiperplasia adenomatosa atípica y el cáncer de próstata, la media de la circularidad resultó ser de 0.82, con una desviación estándar de 0.01 en el adenocarcinoma próstata, mostrando diferencias notables con el tipo histológico de adenocarcinoma pulmonar del presente estudio. Tampoco se encontraron coincidencias en el otro estudio morfométrico de Artacho Pérula[55], sobre la hiperplasia y el carcinoma ductal de mama, donde se pudo constatar que la media de la circularidad para el carcinoma intraductal y el carcinoma ductal infiltrante bien diferenciado fue de 0.67 y 0.81, con unas desviaciones estándar de 0.05 y 0.06 respectivamente. No encontrando coincidencias de este parámetro con el tipo histológico del carcinoma escamoso del presente estudio.

Se concluye que la circularidad resultó ser el parámetro morfométrico que menos variabilidad mostró en el presente estudio. Destaca que su relación con el resto de los parámetros morfométricos resultó ser positiva o negativa débil; y significativa en todos los casos. Resultando además que en la distribución de la misma según tipos histológicos estudiados no existieron diferencias significativas.

En el Gráfico No. 5 muestra los valores promedio del volumen nuclear según diagnóstico histológico, donde se encontró que el mayor valor se correspondió al tipo histológico del carcinoma de células grandes con 106.08 μm^3, seguido del tipo del carcinoma escamoso y del adenocarcinoma, con 98.93 y 76.99 μm^3, con una desviación estándar de 98.94, 120.71 y 134.90 respectivamente. No se encontraron estudios donde se describieran los valores medios del volumen nuclear de cada uno de los tipos histológicos estudiados, pudiendo contrastar los datos solo con los totales de dichos estudios.

No coincidiendo con los resultados de la media, en el estudio de Grass Hernández[3], donde se encontró que la media del volumen nuclear para todos los tipos histológicos de cáncer de pulmón de células no pequeñas resultó ser de 490.65 μm^3, sin embargo se encontró que la desviación estándar si presentaba una valor discretamente cercano, que resultó ser de 185.24 μm^3. Tampoco encontrando coincidencias con el estudio de Oro Pozo[50], donde la media para este parámetro resultó ser de 692.89 μm^3 con una desviación estándar de 433.25 μm^3 en el melanoma maligno de piel.

El volumen nuclear resultó ser el parámetro morfométrico de mayor variabilidad entre los tipos histológicos estudiados. A pesar de no encontrar coincidencias en la media al contrastar los resultados con otros estudios, si resultó existir coincidencias en la desviación estándar.

Conclusiones

- Las variables morfométricas estudiadas presentaron una amplia variabilidad entre los distintos diagnósticos histológicos.

- La relación de la circularidad con las demás variables morfométricas fue débil, mientras que las relaciones entre el resto de los parámetros fueron positivas moderadas o positivas fuertes. Las relaciones fueron estadísticamente significativas en todos los casos.

- Existieron diferencias significativas en la distribución de las variables morfométricas evaluadas según el tipo de diagnóstico histológico, excepto para la circularidad.

Recomendaciones

- Aplicar la metodología empleada en el presente estudio para la realización investigaciones de otras patologías neoplásicas.
- Utilizar los datos del presente estudio como referencia para otros cuyo fin sea crear patrones morfométricos en estudios de cáncer de pulmón de células no pequeñas o incluso evaluar la supervivencia de estos pacientes.
- Realizar estudios acerca de la circularidad del núcleo, donde se profundice en los aspectos de este parámetro morfométrico en tipos histológicos normales así como otros tipos de neoplasias.

Referencias bibliográficas

1.	Mejía Verdial DA, Paredes Moreno FA, Licona Rivera TS, Salinas Gómez LR. Histología: desde su origen hasta la actualidad. Rev. Cient. Esc. Univ. Cienc. Salud [Internet]. 2016-07-20. [Citado: 2022-08-22]; 3(1):47-57. Disponible en: http://www.bvs.hn/RCEUCS/pdf/RCEUCS3-1-2016-9.pdf.

2.	Coro Antich RM, Domínguez Álvarez C. Más allá del diagnóstico visual: experiencia con un sistema cubano para morfometría de imágenes. Sitio Oficial del V Congreso Virtual Hispano americano de Anatomía Patológica [Internet]. 2002. [Citado: 2022-08-22]:11. Disponible en: https://conganat.uninet.edu/IICVHAP/posters/006/cvirtmas.htm.

3.	Grass Hernández NM, Díaz Rojas PA, Márquez Rubio A, Zaldívar Acosta Y. Caracterización clínica y morfoestereológica de tumores malignos epiteliales de pulmón diagnosticados por biopsia aspirativa con aguja fina. Revista Correo Científico Médico [Internet]. 2016-05-24. [Citado: 2022-08-22]; 20(3). Disponible en: www.revcocmed.sld.cu/index.php/cocmed/article/download/2442/880.

4.	Torres Gómez FJ, Calle Cruz LF, Torres Olivera FJ. Correlación entre la valoración subjetiva de parámetros nucleares en la PAAF, del grado citológico y del grado histológico y la morfometría, en el carcinoma ductal infiltrante mamario. Rev Esp Patol [Internet]. 2009. [Citado: 2022-08-22]; 42(1):25-30. Disponible en: http://www.patologia.es/volumen42/vol42-num1/pdf%20patologia%2042-1/42-01-04.pdf.

5.	Cabrera Roche BÁ, Aguado Besú Y, Triana de La Paz I, López Pérez R, Madrigal Castro MdlÁ, García Moya D. Estudio morfométrico del núcleo celular en el carcinoma de células renales. Sitio Morfovirtual 2018 [Internet]. 2018. [Citado: 2022-08-22]:7. Disponible en: http://www.morfovirtual2018.sld.cu/index.php/morfovirtual/2018/paper/viewPaper/177/312.

6.	Orbo A. Marcadores pronósticos de sobrevida en pacientes con cáncer de endometrio en el norte de Noruega. Sitio Oficial Sociedad Iberoamericana de Información Científica [Internet]. 2021-06-07. [Citado: 2022-08-22]:12. Disponible en: https://www.siicsalud.com/des/expertoimpreso.php/66655.

7.   Díaz Rojas PA, Sánchez Meca J. El área nuclear como indicador diagnóstico en el carcinoma ductal de la mama: un estudio metaanalítico. Revista Cubana de Investigaciones Biomédicas [Internet]. 2004. [Citado: 2022-08-22]; 23(3):150-155. Disponible   en: http://scielo.sld.cu/scielo.php?script=sci_arttext&pid=S0864-03002004000300004&nrm=iso.

8.   Editorial. Morfometría: Otra arma en la lucha contra el cáncer. Revista La tinta inquieta [Internet]. 2020-01-21. [Citado: 2022-08-22]:6. Disponible en: https://tintainquieta.blogspot.com/2020/01/morfometria-otra-arma-en-la-lucha.html.

9.   Acosta Sánchez DR, Abad Ferrer M, Castillo Varona E, Nápoles Smith N, Cabo García A. Aspectos broncoscópicos e histológicos en pacientes con cáncer de pulmón. MEDISAN [Internet]. 2020-02-21. [Citado: 2022-08-22]; 24(3):431-442. Disponible en: http://scielo.sld.cu/pdf/san/v24n3/1029-3019-san-24-03-431.pdf.

10.   IARC. Cáncer Today - Estimación de casos nuevos de cáncer para todas las edades en el mundo. 2020. Sitio Oficial Agencia Internacional para la Investigación del Cáncer (IARC)- OMS [Internet]. 2020. [Citado: 2022-08-22]:1. Disponible en: https://gco.iarc.fr/today/online-analysis-pie?v=2020&mode=cancer&mode_population =continents&population=900&populations=900&key=total&sex=0&cancer=39&type= 0&statistic=5&prevalence=0&population_group=0&ages_group%5B%5D=0&ages_gr oup%5B%5D=17&nb_items=7&group_cancer=1&include_nmsc=1&include_nmsc_ot her=1&half_pie=0&donut=0.

11.   Rodríguez Serret JE, García Gómez O, Salcedo Quintero S, Rosell Nicieza I, Pons Porrata L. Caracterización clínica, tomográfica e histopatológica de pacientes con cáncer de pulmón. MEDISAN [Internet]. 2018. [Citado: 2022-08-22]; 22(9):887-896.   Disponible   en: http://scielo.sld.cu/pdf/san/v22n9/1029-3019-san-22-09-887.pdf.

12.   Hernández Suárez N, Dopico Ravelo D, Sandrino Sánchez M, Morera Rojas BP, Díaz Hernández M. Caracterización clínica epidemiológica del cáncer de pulmón en pacientes atendidos de 2016 a 2017. Revista de Ciencias Médicas de Pinar del Río [Internet]. 2020. [Citado: 2022-08-22]; 24(1):21-28. Disponible en: http://scielo.sld.cu/pdf/rpr/v24n1/1561-3194-rpr-24-01-21.pdf.

13.   Mayo Clinic. Cáncer de pulmón. Sitio Oficial de Mayo Clinic [Internet]. 2022-03-22.   [Citado: 2022-08-22]:8.   Disponible   en: https://www.mayoclinic.org/es-es/diseases-conditions/lung-cancer/symptoms-causes/ syc-20374620.

14.   MedlinePlus. Cáncer de pulmón. Sitio Oficial Medline Plus [Internet]. 2021-07-16.   [Citado: 2022-08-22]:8.   Disponible   en: https://medlineplus.gov/spanish/lungcancer.html.

15.   Camacho Sosa K, Alonso Lemus L, Ramírez Rodríguez D, Carreño Rolando IE, Mendoza Jorge E, García Soto J. Supervivencia de pacientes con cáncer de pulmón de células no pequeñas en estadios avanzados. Matanzas. Revista Médica Electrónica [Internet]. Enero - Febrero, 2021. [Citado: 2022-08-22]; 43(1):2795-2807. Disponible en: http://scielo.sld.cu/pdf/rme/v43n1/1684-1824-rme-43-01-2795.pdf.

16.   Camacho Sosa K, Santiesteban Álvarez E, Herrera Suárez A, Carreño Rolando IE. Ensayos clínicos en pacientes con cáncer de pulmón en Matanzas. 2019. Revista Médica Electrónica [Internet]. Septiembre - Octubre, 2019. [Citado: 2022-08-22];   41(5):1297-1299.   Disponible   en: http://scielo.sld.cu/pdf/rme/v41n5/1684-1824-rme-41-05-1297.pdf.

17.   García Rodríguez ME, Gallego Escobar Y, Ramírez Reyes E, Cárdenas Álvarez L, Oliva Díaz JA, Armas Moredo K, et al. Análisis de los resultados de la evaluación multidisciplinaria de pacientes con cáncer pulmonar. Revista Cubana de Cirugía [Internet]. 2018-08-06. [Citado: 2022-08-22]; 58(1):13-26. Disponible en: http://scielo.sld.cu/pdf/cir/v58n1/1561-2945-cir-58-01-e740.pdf.

18.   González Díaz D, Díaz Toledo M, Díaz Garrido D, Fernández García S. Respuesta al tratamiento con poliquimioterapia en pacientes con carcinoma no microcítico. Revista Cubana de Medicina [Internet]. 2020. [Citado: 2022-08-22]; 59(2):14.   Disponible   en: http://scielo.sld.cu/pdf/med/v59n2/1561-302X-med-59-02-e1358.pdf.

19.   Herrera Leiva Y. Importancia del diagnóstico histológico para el tratamiento oncoespecífico del cáncer de pulmón. Revista Finlay [Internet]. 2019-06-24. [Citado: 2022-08-22];   9(2):69-70.   Disponible   en: http://scielo.sld.cu/pdf/rf/v9n2/2221-2434-rf-9-02-69.pdf.

20. Nazario Dolz AM, Álvarez Matos D, Castillo Toledo L, Miyares Peña MV, Garbey Nazario A. Algunas especificidades en torno al cáncer de pulmón. Revista Cubana de Medicina Militar [Internet]. 2021. [Citado: 2022-08-22]; 50(1):17. Disponible en: http://scielo.sld.cu/pdf/mil/v50n1/1561-3046-mil-50-01-e725.pdf.

21. Álvarez Matos D, Nazario Dolz AM, Romero García LI, Castillo Toledo L, Rodríguez Fernández Z, Miyares Peña MV. Caracterización de los pacientes operados de cáncer de pulmón de células no pequeñas. Revista Cubana de Cirugía [Internet]. Abril - Junio, 2020. [Citado: 2022-08-22]; 59(2):15. Disponible en: http://scielo.sld.cu/pdf/cir/v59n2/1561-2945-cir-59-02-e962.pdf.

22. Cancer.gov. Exámenes de detección del cáncer de pulmón. Sitio Oficial del Instituto Nacional del Cáncer [Internet]. 2022-06-10. [Citado: 2022-08-22]:20. Disponible en: https://www.cancer.gov/espanol/tipos/pulmon/pro/deteccion-pulmon-pdq.

23. Rodríguez Martínez OS, García Rodríguez ME, Concepción López MA, Rojas Sánchez JH, Moreno Perera S. Resultados del tratamiento quirúrgico de pacientes con cáncer pulmonar. Revista Archivo Médico de Camagüey [Internet]. 2021. [Citado: 2022-08-22]; 25(1):57-67. Disponible en: http://scielo.sld.cu/pdf/amc/v25n1/1025-0255-amc-25-01-e7767.pdf.

24. Cancer.gov. Tratamiento del cáncer de pulmón de células no pequeñas. Sitio Oficial del Instituto Nacional del Cáncer [Internet]. 2022-05-11. [Citado: 2022-08-22]:137. Disponible en: https://www.cancer.gov/espanol/tipos/pulmon/pro/tratamiento-pulmon-celulas-no-peq uenas-pdq.

25. Columbié Regüeiferos JC, Rosales Calas M, Torres Puentes S, Veranes García M, Quintero Salcedo S. Uso de la vacuna CIMAvax-EGF® como práctica médica habitual. MEDISAN [Internet]. 2019. [Citado: 2022-08-22]; 23(2):219-231. Disponible en: http://scielo.sld.cu/pdf/san/v23n2/1029-3019-san-23-02-219.pdf.

26. Hernández Casola T, Salazar Ferrer HL, Companioni de la Cruz I. Vacuna terapéutica racotumomab en un anciano con cáncer avanzado de pulmón. MEDISAN [Internet]. 2020. [Citado: 2022-08-22]; 24(2):268-275. Disponible en: http://scielo.sld.cu/pdf/san/v24n2/1029-3019-san-24-02-268.pdf.

27.   IARC. Cáncer Today - Incidencia, Mortalidad y Prevalencia por cáncer de pulmón por continentes. 2020. Sitio Oficial Agencia Internacional para la Investigación del Cáncer (IARC)- OMS [Internet]. 2020. [Citado: 2022-08-22]:18. Disponible en: https://gco.iarc.fr/today/online-analysis-table?v=2020&mode=population&mode_population=continents&population=900&populations=900&key=asr&sex=0&cancer=15&type=0&statistic=5&prevalence=0&population_group=2&ages_group%5B%5D=0&ages_group%5B%5D=17&group_cancer=1&include_nmsc=0&include_nmsc_other=1.

28.   Cancer.org. ¿Qué es el cáncer de pulmón? Sitio Oficial de La Sociedad Americana Contra El Cáncer [Internet]. 2019-10-01. [Citado: 2022-08-22]:3. Disponible en: https://www.cancer.org/es/cancer/cancer-de-pulmon/acerca/que-es-cancer-de-pulmon.html.

29.   Asociación de Neumología y Cirugía Torácica del Sur. Documento de consenso Neumosur sobre el diagnóstico, estadificación y tratamiento del cáncer de pulmón. Sitio Oficial de la Revista Española de Patología Torácica [Internet]. 2017. [Citado: 2022-08-22]; 29(2):132. Disponible en: https://www.rev-esp-patol-torac.com/files/publicaciones/Revistas/2017/DOCUMENTO-CANCER.pdf.

30.   CDC. ¿Cómo se diagnostica y se trata el cáncer de pulmón? Sitio Oficial del CDC [Internet]. 2021-10-18. [Citado: 2022-08-22]:2. Disponible en: https://www.cdc.gov/spanish/cancer/lung/basic_info/diagnosis_treatment.htm.

31.   Camacho Sosa K, Herrera Suárez A, Martí Martínez AE, García Hernández M, García Soto J. Supervivencia de pacientes con cáncer de pulmón con metástasis cerebral en Matanzas. Revista Médica Electrónica [Internet]. Marzo - Abril, 2019. [Citado: 2022-08-22]; 41(2):410-422. Disponible en: http://scielo.sld.cu/pdf/rme/v41n2/1684-1824-rme-41-02-410.pdf.

32.   Editorial ESMO. ¿Qué es el Cáncer de Pulmón de Células No Pequeñas? Sitio Oficial European Society for Medical Oncology [Internet]. 2019. [Citado: 2022-08-22]:68. Disponible en:

https://www.esmo.org/content/download/7253/143223/file/ES-Cancer-de-Pulmon-de-Celulas-no-Pequenas-Guia-para-Pacientes.pdf.

33.   Barrionuevo Cornejo C, Dueñas Hancco D. Clasificación actual del carcinoma de pulmón. Consideraciones histológicas, inmunofenotípicas, moleculares y clínicas. Horizonte Médico (Lima) [Internet]. 2019. [Citado: 2022-08-22]; 19(4):74-83. Disponible en: http://www.scielo.org.pe/pdf/hm/v19n4/a11v19n4.pdf.

34.   IARC. Cáncer Today - Incidencia, Mortalidad y Prevalncia por cáncer de pulmón en Latino América y el Caribe. 2020. Sitio Oficial Agencia Internacional para la Investigación del Cáncer (IARC)- OMS [Internet]. 2020. [Citado: 2022-08-22]:3. Disponible   en: https://gco.iarc.fr/today/online-analysis-table?v=2020&mode=population&mode_popu lation=countries&population=900&populations=900&key=asr&sex=0&cancer=15&typ e=0&statistic=5&prevalence=0&population_group=2&ages_group%5B%5D=0&ages _group%5B%5D=17&group_cancer=1&include_nmsc=0&include_nmsc_other=1.

35.   Grupo editorial ICCP. Actualización del Programa integral para el control del cáncer - 2017. Sitio Oficial del ICCP [Internet]. 2017. [Citado: 2022-08-22]:70. Disponible   en: https://www.iccp-portal.org/system/files/plans/CUB_B5_Actualizaci%C3%B3n%20del %20PICC.%20Junio%202017.pdf.

36.   ONEI. Anuario Estadístico de Cuba - 2020. Oficina Nacional de Estadística e Información. La Habana [Internet]. 2021. [Citado: 2022-08-22]:192. Disponible en: https://files.sld.cu/bvscuba/files/2021/08/Anuario-Estadistico-Espa%C3%B1ol-2020-D efinitivo.pdf.

37.   Herrera Suárez A, Carreño Rolando IE, Camacho Sosa K, Santiesteban Álvarez E, Morales Fuentes MA. La inmunoterapia una alternativa terapéutica en ancianos con cáncer de pulmón de células no pequeñas. Revista Médica Electrónica [Internet]. Septiembre - Octubre, 2019. [Citado: 2022-08-22]; 41(5):1279-1287. Disponible en: http://scielo.sld.cu/pdf/rme/v41n5/1684-1824-rme-41-05-1279.pdf.

38.   ONEI. Anuario Estadístico de Villa Clara - 2020. Oficina Nacional de Estadística e Información. Villa Clara [Internet]. 2021. [Citado: 2022-08-22]:231. Disponible   en:

http://www.onei.gob.cu/sites/default/files/anuario_est_provincial/anuario_completo_villa_clara.pdf.

39. Gato Castillo M, Amador Mesa ME, Olivera Valdez A. Interdisciplinariedad entre la matemática y la histología. Revista de Ciencias Básicas Biomédicas de Granma [Internet]. 2021. [Citado: 2022-08-22]:7. Disponible en: https://cibamanz2021.sld.cu/index.php/cibamanz/cibamanz2021/paper/viewFile/471/348.

40. NHGRI. Núcleo celular. Sitio Oficial National Human Genome Research Institute [Internet]. 2022. [Citado: 2022-08-22]:3. Disponible en: https://www.genome.gov/es/genetics-glossary/N%C3%BAcleo-celular.

41. Megías Pacheco M, Molist García P, Pombal Diego MÁ. El núcleo. Atlas de Histología Vegetal y Animal. Sitio Oficial de la Universidad de Vigo [Internet]. 2022. [Citado: 2022-08-22]:3. Disponible en: https://mmegias.webs.uvigo.es/5-celulas/4-nucleo.php.

42. Rojas Lemus M, Milán Chávez R. Los límites entre la histología y la bioquímica: observando al núcleo celular. Revista de la Facultad de Medicina de la UNAM [Internet]. Enero - Febrero, 2016. [Citado: 2022-08-22]; 59(1):45-56. Disponible en: http://www.scielo.org.mx/pdf/facmed/v59n1/2448-4865-facmed-59-01-45.pdf.

43. González CA. Núcleo. Sitio Oficial de la Universidad de Buenos Aires [Internet]. 2015. [Citado: 2022-08-22]:3. Disponible en: https://botanica.cnba.uba.ar/Pakete/3er/LaCelula/Nucleo.htm.

44. Megías Pacheco M, Molist García P, Pombal Diego MÁ. Nucléolo. Atlas de Histología Vegetal y Animal. Sitio Oficial de la Universidad de Vigo [Internet]. 2022. [Citado: 2022-08-22]:5. Disponible en: https://mmegias.webs.uvigo.es/5-celulas/4-nucleolo.php.

45. Wikipedia. Núcleo celular. Wikipedia - La enciclopedia libre [Internet]. 2022-06-20. [Citado: 2022-08-22]:20. Disponible en: https://es.wikipedia.org/wiki/N%C3%BAcleo_celular.

46. Fernandez E. Características generales del núcleo interfásico. Sitio Oficial de la Universidad Miguel Hernández [Internet]. 2010. [Citado: 2022-08-22]:12.

Disponible en: http://retina.umh.es/docencia/confsvivos/temas/Tema_19_nucleo_interfasico.pdf.

47. Wikipedia. Morfometría. Wikipedia - La enciclopedia libre [Internet]. 2022-02-19. [Citado: 2022-08-22]:1. Disponible en: https://es.wikipedia.org/wiki/Morfometr%C3%ADa.

48. López Galán A. Morfometría geométrica: el estudio de la forma y su aplicación en biología. Revista Temas de Ciencia y Tecnología [Internet]. Enero - Abril, 2015. [Citado: 2022-08-22]; 19(55):53-59. Disponible en: https://www.utm.mx/edi_anteriores/temas55/T55_2Nota_6.pdf.

49. Naranjo D, Rodríguez N, Simons MI, Roque C. Análisis morfométrico de células malignas y benignas en extendidos citológicos de lavado bronquioalveolar en pacientes con carcinoma de pulmón de células no pequeñas del hospital Dr. Rafael González Plaza, periodo 2010 - 2011. Sitio Oficial de la Universidad de Carabobo [Internet]. 2012. [Citado: 2022-08-22]:22. Disponible en: http://mriuc.bc.uc.edu.ve/bitstream/handle/123456789/6648/dinaranjo.pdf?sequence =1.

50. Oro Pozo Y, Leyva Sánchez E, Díaz Rojas PA. Indicadores morfométricos del melanoma maligno de piel. Revista Archivo Médico Camagüey [Internet]. 2020. [Citado: 2022-08-22]; 24(6):17. Disponible en: http://revistaamc.sld.cu/index.php/amc/article/view/7456/3889.

51. Cagle PT, Langston C, Fraire AE, Roggli VL, Greenberg SD. Absence of correlation between nuclear morphometry and survival in Stage I non-small cell lung carcinoma. Revista Cancer [Internet]. 1992-05-12. [Citado: 2022-08-22]; 69(10):2454-2457. Disponible en: https://acsjournals.onlinelibrary.wiley.com/doi/pdf/10.1002/1097-0142%2819920515 %2969%3A10%3C2454%3A%3AAID-CNCR2820691012%3E3.0.CO%3B2-K.

52. Marchevsky AM, Gal AA, Shah S, Koss MN. Morphometry Confirms the Presence of Considerable Nuclear Size Overlap Between "Small Cells" and "Large Cells" in High-Grade Pulmonary Neuroendocrine Neoplasms. Anatomic Pathology [Internet]. 2001. [Citado: 2022-08-22]; 116:466-472. Disponible en: https://academic.oup.com/ajcp/article/116/4/466/1758080?login=false.

53.   Fernández Lastre MdL, Mederos Pérez I, Rego Juhe Y, Varela Iraola S, Díaz Cifuentes A, Contreras Tejeda JM. Morfometría de cortes histológicos de los túbulos renales normales en humanos adultos. Revista Argentina Anatomía Online [Internet]. 2016-04-19.   [Citado: 2022-08-22];   7(1):13-19.   Disponible   en: https://www.revista-anatomia.com.ar/archivos-parciales/2016-1-revista-argentina-de-anatomia-online-b.pdf.

54.   Eguizábal Martínez E, López Duque JC. Comparación Morfométrica de Biopsias y Citobloques en Patología Tumoral de Pulmón: Estudio piloto. Sitio Oficial Universidad de Euskal Herria [Internet]. 2021-12-22. [Citado: 2022-08-22]:63. Disponible   en: https://addi.ehu.es/bitstream/handle/10810/54643/TFG_EguizabalMartinezE.pdf?sequence=1&isAllowed=y.

55.   Artacho Pérula E, Luque Barona RJ, López Beltrán A, Villar Pastor C, Roldán Villalobos R. Estudio morfométrico de la hiperplasia y el carcinoma ductal de mama. III Congreso Virtual Hispanoamericano de Anatomía Patológica [Internet]. Febrero - Abril,   2000.   [Citado: 2022-08-22]:8.   Disponible   en: https://conganat.uninet.edu/IIICVHAP/posters/057/index.htm.

56.   Artacho Pérula E, Luque Barona RJ, Roldán Villalobos R, López Beltrán A. Morfometría de la hiperplasia adenomatosa atípica y el cáncer de próstata. III Congreso Virtual Hispanoamericano de Anatomía Patológica [Internet]. Febrero - Abril,   2000.   [Citado: 2022-08-22].   Disponible   en: https://conganat.uninet.edu/IIICVHAP/posters/062/index.htm.

57.   Caballero Mendoza E. Estudio morfológico y morfométrico de la biopsia transbronquial en trasplante pulmonar y su evolución clínico-patológica. Sitio Oficial Universitat Autónoma de Barcelona [Internet]. 2004. [Citado: 2022-08-22]:159. Disponible   en: https://www.tdx.cat/bitstream/handle/10803/4224/ecm1de1.pdf?sequence=1.

58.   Cirión Martínez GR, Herrera Pérez MÁ, Sanabria Negrín JG. Correlación cito-histológica de las lesiones premalignas y malignas de cuello uterino. Revista de Ciencias Médicas de Pinar del Río [Internet]. Enero -Marzo, 2010. [Citado:

2022-08-22]; 14(1):92-103. Disponible en: http://scielo.sld.cu/pdf/rpr/v14n1/rpr10110.pdf.

59. Cuba Marrero Y, Jordán Pita Y, Izquierdo Lahera B, Correa López P. Desarrollo del sistema respiratorio. Morfometría del pulmón derecho. Revista Panorama Cuba y Salud [Internet]. 2010. [Citado: 2022-08-22]; 5(Especial):26-28. Disponible en: https://www.redalyc.org/pdf/4773/477348943008.pdf.

60. Delgado Gutiérrez J. Evaluación morfométrica e inmunohistoquímica en hipoplasia pulmonar fetal. Sitio Oficial de la Universidad Autónoma de Barcelona [Internet]. 2012. [Citado: 2022-08-22]:283. Disponible en: https://www.tesisenred.net/bitstream/handle/10803/284487/jdg1de1.pdf?sequence=1&isAllowed=y.

61. Inda Pichardo D, Garriga Alfonso N, Alonso González M, Molina Estévez M, Cruz Molina D, Balceiro Batista L. Técnica morfométrica en el diagnóstico diferencial de hiperplasia endometrial compleja y adenocarcinoma endometroide. Matanzas 2014-2015. Revista Médica Electrónica [Internet]. Enero - Febrero, 2020. [Citado: 2022-08-22]; 42(1):1597-1606. Disponible en: http://scielo.sld.cu/pdf/rme/v42n1/1684-1824-rme-42-01-1597.pdf.

62. Inda Pichardo D, López Vega B, Garriga Alfonso NE, Milián Castresana MB, Betancourt Sánchez RM, Díaz Ramírez CL. Recurso morfométrico para el diagnóstico de hiperplasia endometrial compleja y adenocarcinoma endometrioide. Matanzas 2014-2015. Revista Médica Electrónica [Internet]. Mayo - Junio, 2018. [Citado: 2022-08-22]; 40(3):671-679. Disponible en: http://scielo.sld.cu/pdf/rme/v40n3/rme090318.pdf.

63. Alois D, Wagner GR. Aparato respiratorio. Sitio Oficial del Instituto Nacional de Seguridad y Salud en el Trabajo [Internet]. 2022. [Citado: 2022-08-22]; C10:110. Disponible en: https://www.insst.es/documents/94886/161958/Cap%C3%ADtulo+10.+Aparato+respiratorio.

64. Cancer.Net. Cáncer de pulmón de células no pequeñas: Tipos de tratamiento. Sitio Oficial Amarican Society of Clinical Oncology [Internet]. Noviembre, 2021. [Citado: 2022-08-22]:16. Disponible en:

https://www.cancer.net/es/tipos-de-c%C3%A1ncer/c%C3%A1ncer-de-pulm%C3%B3
n-de-c%C3%A9lulas-no-peque%C3%B1as/tipos-de-tratamiento.

65. Heili Frades S, Rodríguez Nieto MJ, González Mangado N, Peces-Barba Romero G. Tecnicas de función respiratoria en el estudio de la pequeña vía aérea. Un modelo de Fractal. Rev Patol Respir [Internet]. 2005. [Citado: 2022-08-22]; 8(2):169-175. Disponible en: https://revistadepatologiarespiratoria.org/descargas/pr_8-2_169-175.pdf.

66. RSNA. Cáncer pulmonar. Sitio Oficial Radiological Society of North America [Internet]. 2021-07-30. [Citado: 2022-08-22]:8. Disponible en: https://www.radiologyinfo.org/es/info/lung-cancer.

67. Acosta Sánchez DR, Castillo Varona E, Abad Ferrer M, Duarte Grandal S, Domínguez Sánchez L. Broncoscopia como método diagnóstico del cáncer de pulmón, Santiago de Cuba 2016-2018. Revista Información Científica [Internet]. Septiembre - Octubre, 2019. [Citado: 2022-08-22]; 98(5):556-565. Disponible en: http://scielo.sld.cu/pdf/ric/v98n5/1028-9933-ric-98-05-556.pdf.

68. Ramos Socarras RÁ, Ramos Socarras AE, Pernías Plana L, Peñón Guerra M, Rodríguez Piñeiro E. Utilidad de la BAAF guiada por tomografía en el diagnóstico de lesiones pulmonares sugestivas de cáncer. Multimed [Internet]. 2019. [Citado: 2022-08-22]; 23(4):775-785. Disponible en: http://scielo.sld.cu/pdf/mmed/v23n4/1028-4818-mmed-23-04-775.pdf.

69. Pino Alfonso PP. Citología aspirativa con aguja fina transbroncoscópica guiada por ultrasonido endobronquial. Revista Cubana de Medicina [Internet]. 2019. [Citado: 2022-08-22]; 58(3):5. Disponible en: http://scielo.sld.cu/pdf/med/v58n3/1561-302X-med-58-03-e1224.pdf.

70. Nuket Ozkavruk E, Nesibe Kahraman C. 2015 World Health Organization Classification of Pulmonary Tumors "A Valid Classification Until the New Classification". Meandros Med Dent J [Internet]. 2020. [Citado: 2022-08-22]; 21:171-181. Disponible en: https://www.researchgate.net/publication/347481698_2015_World_Health_Organizati on_Classification_of_Pulmonary_Tumors_A_Valid_Classification_Until_the_New_Cla ssification.

71.   SEAP. Libro Blanco de la Anatomía Patológica en España 2019. Sitio Oficial de la Sociedad Española de Anatomía Patológica [Internet]. 2019. [Citado: 2022-08-22];   6th:288.   Disponible   en: https://www.seap.es/documents/10157/1760706/Libro_Blanco_Anatomia_Patologica _2019.pdf/87fe0625-9dc9-4170-a0ea-353d1cf06a66.

72.   De Aguiar Quevedo K, Cuesta JCP, Vera Sempere FJ, Ruiz Saurí A. Evaluación de marcadores inmunohistoquímicos de angiogénesis tumoral como factor pronóstico en el adenocarcinoma pulmonar en estadio IA". Sitio Oficial de la Universidad de Valencia [Internet]. 2019. [Citado: 2022-08-22]:200. Disponible en: https://mobiroderic.uv.es/bitstream/handle/10550/71829/Tesis%20Karol%20Final%20 %281%29.pdf?sequence=1&isAllowed=y.

73.   Laboratorios BSH. Biopsia por aspiración con aguja fina (BAAF). Sitio Oficial Laboratorios BSH [Internet]. 2017. [Citado: 2022-08-22]:3. Disponible en: https://www.laboratoriosbsh.com/servicios/patologia/biopsia-por-aspiracion-con-aguja -fina-baaf/.

74.   Hibbs S. Biopsia por aspiración con aguja fina (PAAF): Cómo prepararse y qué esperar. Sitio Oficial Amarican Society of Clinical Oncology [Internet]. 2022-07-13.   [Citado: 2022-08-22]:4.   Disponible   en: https://www.cancer.net/es/blog/2022-07/biopsia-por-aspiraci%C3%B3n-con-aguja-fin a-paaf-c%C3%B3mo-prepararse-y-qu%C3%A9-esperar.

75.   RSNA. Biopsia de aspiración pulmonar. Sitio Oficial Radiological Society of North America [Internet]. 2022-06-01. [Citado: 2022-08-22]:8. Disponible en: https://www.radiologyinfo.org/es/info/nlungbiop.

76.   MedlinePlus. Biopsia pulmonar por punción. Sitio Oficial Medline Plus [Internet].   2020-03-08.   [Citado: 2022-08-22]:4.   Disponible   en: https://medlineplus.gov/spanish/ency/article/003860.htm.

77.   Pérez Méndez JA, Martínez Galla D, Gutiérrez Gil MC, Hernández Rodríguez HG. Inmunoexpresión de los anticuerpos Bcl-2 y Ciclina D1 en biopsia endometrial para diagnóstico diferencial entre Neoplasia Intraepitelial Endometrial y Carcinoma Endometrial de tipo endometrioide Grado uno en pacientes del Hospital Central "Dr. Ignacio Morones Prieto". Sitio Oficial Universidad Autónoma de San Luis Potosí

[Internet]. Febrero, 2022. [Citado: 2022-08-22]:53. Disponible en: http://repositorioinstitucional.uaslp.mx/xmlui/bitstream/handle/i/7489/TesisE.FM.2022. Inmunoexpresi%C3%B3n.P%C3%A9rez..pdf?sequence=1&isAllowed=y.

Bibliografía consultada

- Colectivo de autores. Histología. Células y tejidos. Tomo I. Departamento de Histología. Universidad Médica de La Habana. 2010.
- Colectivo de autores. Morfofisiología. Tomo I: 430p. La Habana: ECiMed, 2015.
- Gartner L, Acevedo Nava S, García Peláez M, Herrera Enríquez M, García Roig F. Texto de Histología - Atlas a Color. 4th ed. España: Elsevier; 2017.
- Junqueira L, Carneiro J, González M, Mezzano G, Abrahamsohn P, Tenório Zorn T et al. Histología básica. 12th ed. México, D.F: Médica Panamericana; 2015.
- Ross M, Paulina W. Histología. Texto y Atlas color con Biología Celular y Molecular. 5ta Edición. 2da Reimpresión. Buenos Aires: Médica Panamericana; 2007.

Anexos

Anexo I: Solicitud de uso de datos

Santa Clara _______ de _________ 2022.

Esta solicitud se dirige a la Dirección del Hospital Clínico Quirúrgico Docente "Arnaldo Milián Castro" de Villa Clara, a quienes se les solicita la autorización para realizar la investigación titulada: "Estudio morfométrico del núcleo celular en el cáncer del pulmón".

- Investigadora: Dra. Izlien Trejo Medina. Residente III de Histología.
- Objetivo: Caracterizar morfométricamente el núcleo de las células del parénquima pulmonar en los diferentes tipos histológicos de carcinoma del pulmón.
- Tipo de Investigación: Estudio de desarrollo, observacional, descriptiva, transversal, de las características morfométricas del núcleo celular, en estudios de BAAF de pacientes con diagnóstico de adenocarcinoma, cáncer de células grandes y carcinoma escamoso, del Hospital Clínico Quirúrgico Docente "Arnaldo Milián Castro", de Villa Clara, en el periodo comprendido de noviembre de 2018 a septiembre de 2022.
- Selección de participantes: La población y muestra del estudio estarán constituidas por 18 láminas de adenocarcinoma, 6 láminas de cáncer de células grandes y 25 láminas de carcinoma escamoso que se diagnosticaron en el Departamento de Anatomía Patológica del hospital en el período estudiado.
- Procedimientos: La información se obtendrá a partir de la revisión documental de las boletas de biopsias del Departamento de Patología.
- Beneficios: Describir morfométricamente el núcleo de las células del parénquima pulmonar en los diferentes tipos histológicos de carcinoma del pulmón de estos pacientes contribuirá a documentar el uso de esta técnica morfométrica y permitirá establecer si existen diferencias entre los distintos diagnósticos histológicos y las variables morfométricas estudiadas.
- Confidencialidad: Los resultados no serán publicados sin la debida autorización.

Nombre de la Investigadora: ____.

Firma del que autoriza por la Institución: ___________________________________.

Fecha: __ / __ / _____.

Anexo II: Formulario de Recogida de Datos

Datos de la Biopsia (Muestra: parénquima pulmonar / Hospital Clínico Quirúrgico Docente "Arnaldo Milián Castro"):

Datos de identificación:

Número de Caso: __________.

Número de BAAF: __________.

Fecha de realización: ___ / ___ / _____.

Diagnóstico histológico:

____ Adenocarcinoma.

____ Cáncer de células grandes.

____ Carcinoma escamoso.

Parámetros morfométricos:

Parámetros	Núcleos									
	1	2	3	4	5	6	7	8	9	10
Área nuclear										
Perímetro nuclear										
Diámetro nuclear mayor										
Diámetro nuclear menor										
Circularidad nuclear										
Volumen nuclear										

Santa Clara, __ de _______ de 20__.

Por este medio se avala que el presente proyecto titulado "Estudio morfométrico del núcleo celular en el cáncer del pulmón", el cual se desarrollará en el Hospital Clínico Quirúrgico Docente "Arnaldo Millián Castro" en el período de noviembre de 2018 a septiembre de 2022, cumple con los requisitos científicos y éticos para ser ejecutado en la institución hospitalaria.

____

Firma

Figura No. 9. Representación gráfica de las mediciones del núcleo.

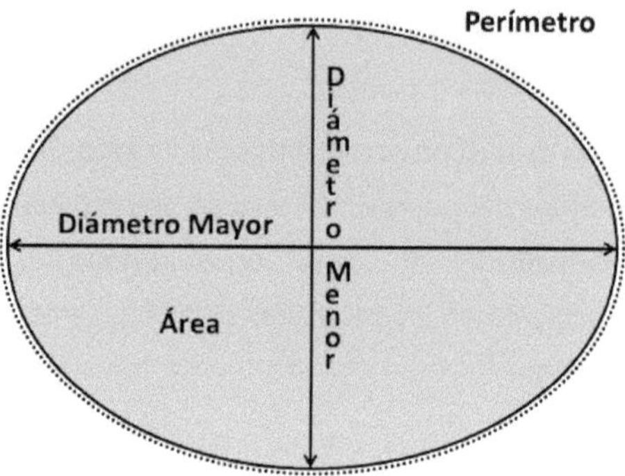

Anexo V: Prueba bondad de ajuste Kolmogorov-Smirnov

Tabla No. 3. Prueba bondad de ajuste Kolmogorov-Smirnov según parámetros morfométricos.

Variables morfométricas	Kolmogorov-Smirnov	
	Estadístico	Sig. (p)
Área nuclear	0.078	< 0.001
Perímetro nuclear	0.102	< 0.001
Diámetro nuclear mayor	0.271	< 0.001
Diámetro nuclear menor	0.262	< 0.001
Circularidad del núcleo	0.193	< 0.001
Volumen nuclear	0.304	< 0.001

Anexo VI: Matriz de correlación de Spearman

Tabla No. 4. Matriz de correlación de Spearman según parámetros morfométricos.

Coeficiente de correlación		Área nuclear	Perímetro nuclear	Diámetro mayor	Diámetro menor	Circulari-dad	Volumen nuclear
Área Nuclear	Rho*	—					
	Sig. (p)	—					
Perímetro nuclear	Rho*	0.923	—				
	Sig. (p)	< 0.001	—				
Diámetro mayor	Rho*	0.469	0.585	—			
	Sig. (p)	<0.001	< 0.001	—			
Diámetro menor	Rho*	0.552	0.595	0.906	—		
	Sig. (p)	<0.001	<0.001	<0.001	—		
Circularidad	Rho*	0.131	-0.171	-0.271	-0.065	—	
	Sig. (p)	0.004	< 0.001	< 0.001	0.148	—	
Volumen nuclear	Rho*	0.523	0.591	0.959	0.979	-0.136	—
	Sig. (p)	< 0.001	< 0.001	< 0.001	< 0.001	0.002	—

Nota: * Coeficiente de correlación - Rho de Spearman.

Anexo VII. Medidas descriptivas de resumen

Tabla No. 5. Medidas descriptivas de resumen según parámetros morfométricos.

Parámetro morfométrico	Medidas de resumen	Diagnóstico histológico			General
		Adenocarci-noma	Cáncer de células grandes	Carcinoma escamoso	
Área Nuclear (µm²)	Cuartil 1	40.88	35.14	53.93	43.76
	Mínimo	17.48	5.75	13.34	5.75
	Mediana	45.57	41.53	63.72	52.22
	Máximo	77.98	72.69	103.99	103.99
	Cuartil 3	49.49	50.70	72.61	65.10
	Media ± DE	46.18±10.93	40.03±16.5	64.32±16.63	54.68±17.83
Perímetro nuclear (µm)	Cuartil 1	23.69	21.05	27.16	24.17
	Mínimo	15.07	9.04	16.57	9.04
	Mediana	24.73	23.69	28.71	27.12
	Máximo	37.68	31.64	40.70	40.70
	Cuartil 3	26.24	26.75	31.60	30.08
	Media ± DE	25.18±3.43	22.9±5.62	29.58±4.05	27.15±4.81
Diámetro nuclear mayor (µm)	Cuartil 1	4.73	4.51	5.60	5.01
	Mínimo	3.25	3.72	3.84	3.25
	Mediana	5.01	5.33	5.90	5.62
	Máximo	19.15	15.02	19.16	19.16
	Cuartil 3	8.33	9.66	7.38	8.11
	Media ± DE	6.77±3.34	7.24±3.36	7.25±3.09	7.07±3.22
Diámetro nuclear menor (µm)	Cuartil 1	2.95	2.82	3.50	3.12
	Mínimo	2.03	1.01	1.97	1.01
	Mediana	3.13	3.11	3.68	3.51
	Máximo	9.62	9.62	11.49	11.49
	Cuartil 3	3.88	5.79	4.46	4.61
	Media ± DE	3.87±1.57	4.24±2.07	4.29±1.58	4.13±1.65
Circularidad del núcleo	Cuartil 1	0.86	0.88	0.87	0.87
	Mínimo	0.54	0.66	0.56	0.54
	Mediana	0.95	0.94	0.94	0.94
	Máximo	1.00	1.00	1.00	1.00
	Cuartil 3	0.98	0.99	0.98	0.98
	Media ± DE	0.91±0.1	0.91±0.09	0.91±0.1	0.91±0.1
Volumen nuclear (µm³)	Cuartil 1	21.71	18.78	35.92	25.70
	Mínimo	7.01	7.56	11.58	7.01
	Mediana	25.70	25.98	41.76	36.25
	Máximo	466.15	466.15	794.25	794.25
	Cuartil 3	98.18	197.80	82.12	97.21
	Media ± DE	76.99±98.94	106.08±120.71	98.93±134.9	91.75±121.41

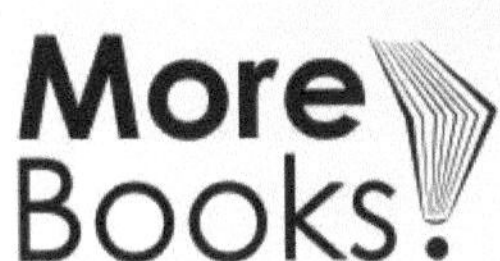

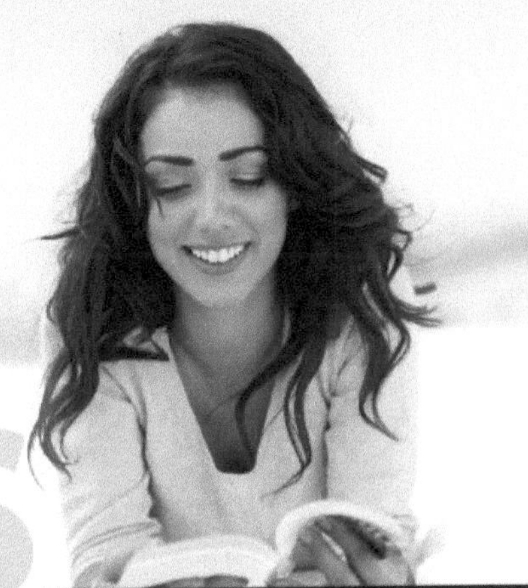

Buy your books fast and straightforward online - at one of world's fastest growing online book stores! Environmentally sound due to Print-on-Demand technologies.

Buy your books online at
www.morebooks.shop

¡Compre sus libros rápido y directo en internet, en una de las librerías en línea con mayor crecimiento en el mundo! Producción que protege el medio ambiente a través de las tecnologías de impresión bajo demanda.

Compre sus libros online en
www.morebooks.shop

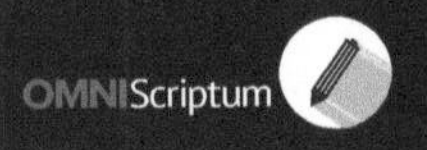

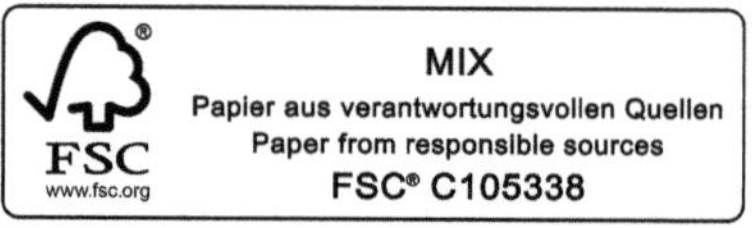

Printed by Books on Demand GmbH, Norderstedt / Germany